ÉTUDES

SUR LES

EAUX MINÉRALES

DE

VALS (Ardèche)

Par M. le Docteur CHABANNES
Médecin inspecteur à Vals

PARIS
IMPRIMERIE GÉNÉRALE. — LAHURE
RUE DE FLEURUS, 9

ÉTUDES

SUR LES

EAUX MINÉRALES

DE

VALS (ARDÈCHE)

PAR M. LE DOCTEUR CHABANNES

Médecin inspecteur à Vals

PARIS

IMPRIMERIE GÉNÉRALE — LAHURE

RUE DE FLEURUS, 9

AVERTISSEMENT.

Diverses études ont été publiées dans les journaux de médecine par M. le Dr Chabannes, médecin inspecteur des Eaux minérales de Vals. Ces pages ont eu pour objet, dans l'esprit de l'auteur, d'appeler l'attention du corps médical sur des eaux bicarbonatées sodiques types, les premières de leur espèce dans les maladies heureusement influencées par leur usage.

Les praticiens savent que les eaux de Vals doivent à leur basse température et à leur richesse en acide carbonique de posséder une stabilité qui leur permet de subir les transports les plus longs et un séjour en bouteilles de plusieurs années sans éprouver la plus légère altération. L'expérience de chaque jour, et mille fois répétée, démontre que ces eaux sont aussi efficaces à cent lieues de distance qu'à leur point d'émergence. Aussi, en réunissant les remarquables études éparses de M. le Dr de Chabannes avons-nous cru être utile aux médecins et aux malades qui consulteront avec fruit ce qu'une expérience consommée a enseigné à leur éminent inspecteur. Ils pourront en tout temps, en toute saison et en tout lieu, employer un agent thérapeutique qui ne leur fera pas défaut quand les indications seront bien posées.

Les études de M. le Dr Chabannes sont écrites avec une grande impartialité; on y sent que l'autorité et les droits indescriptibles de la science ont inspiré le savant écrivain.

ÉTUDES

SUR LES

EAUX MINÉRALES

DE

VALS (Ardèche)

Quand on se reporte au temps de Louis XIII et de Louis XIV et que l'on voit, dit M. Chabannes, dans l'histoire de ce siècle le déplorable état des routes, et notamment de celles du Vivarais, on demeure convaincu qu'un voyage aussi long que celui de Paris à Vals, par exemple, ne devait être entrepris que pour des raisons bien urgentes. Ce pays, aussi salubre que pittoresque, en effet, ne possède de véritables voies de communication que depuis la fin du siècle dernier.

Et cependant Mme de Sévigné écrivait déjà : « L'un va à Vals « parce qu'il est à Paris; l'autre va à Forges parce qu'il est à Vals, « tant il est vrai que jusqu'à ces bonnes fontaines, nul n'est pro- « phète dans son pays. »

Un passage de l'Encyclopédie de Diderot et d'Alembert nous apprend aussi qu'il était d'usage établi chez les Parisiens d'aller boire des eaux près des sources et de les faire *transporter* aussi à Paris.

L'installation primitive des eaux et l'accès difficile, au milieu des plus riantes montagnes, donnent à penser que les caprices de la mode n'étaient pas d'un grand poids dans l'affluence dont Vals fut le but, dès la découverte de ses eaux.

C'est vers l'an 1601 que l'histoire note leur premier usage. En 1610 leurs vertus lithontriptiques trouvent déjà un malade reconnaissant : c'est Claude Expilly, président du Parlement de

Grenoble. Il avait subi l'opération de la taille deux ans auparavant, et la pierre se reformant, il fut envoyé aux eaux de Vals par les médecins du Dauphiné. Deux saisons faites lui conservèrent la vie pour trente-cinq ans encore.

Il reste de Claude Expilly plusieurs pièces de poésie sur Vals et une sorte de résumé des propriétés curatives de ses eaux.

Pour donner à son œuvre le cachet d'authenticité, l'auteur la fit enregistrer par ordre d'un conseil réuni à cet effet.

Expilly nous apprend que les logements de Vals étaient pleins *tout partout;* c'est son expression.

Bientôt les observateurs consciencieux et compétents des effets produits par les eaux de Vals se multiplient, et nombre de leurs observations, consignées dans les ouvrages du temps, détromperaient peut-être ceux de nos modernes qui pensent que l'hydrologie médicale est notre contemporaine.

Le premier médecin qui écrivit sérieusement sur les eaux de Vals fut Antoine Fabre. Dans son traité de 1657 sur les eaux minérales du Vivarais, entrepris et publié à l'instigation des États du Languedoc, il appelle les eaux de Vals : *remède très-universel.*

Voici quelques têtes de chapitre :

« 1° Eaux excellentes contre la maladie de l'estomac, la douleur colique, le flux de ventre et les vers.

« 2° Eaux souveraines contre les obstructions du mésentère.

« 3° Excellentes au grand flux des hémorrhoïdes.

« 4° Merveilleuses contre le déréglement des purgations menstruelles, contre les intempéries et les imbécillités du foie, et contre la jaunisse.

« 5° Incomparables contre les obstructions de la rate.

« 6° Merveilleuses contre la mélancolie hypochondriaque.

« 7° Excellentes contre les atrophies et les cachexies.

« 8° Souveraines contre la gravelle et le calcul. »

Ces diverses propositions, une fois la part faite à la langue du temps, sont encore vraies de nos jours; et les auteurs modernes, en parlant une langue plus sévère, ne les contredisent pas.

Serrier, célèbre médecin d'Arles, a publié en 1673 deux ouvrages, résultat d'une longue pratique : il y parle souvent des eaux de Vals.

L'un est intitulé : *Observationes medicæ;* le second : *Hydatologia.*

A la lecture de cet auteur, il semblerait qu'à cette époque la vogue était des plus grandes à Vals, et que les gens de la cour n'allaient à Vichy que secondairement.

Serrier, dans maint passage, nous donne la preuve d'une entière connaissance des indications thérapeutiques des eaux bicarbonatées sodiques. A l'article *Calculs*, par exemple, on trouve cette phrase : « Præscribuntur equidem peritis medicis, *aquæ* « *vallenses;* quibus non frangitur equidem calculus, sed vi sua « abstersiva eluitur a parietibus renum. »

Voilà un témoignage ancien à opposer aux modernes partisans de la dissolution des pierres dans les organes par le contact des eaux alcalines.

Il dit encore à l'article *Aménorrhée* : « Indisinenti, menstruorum « fluxu... si a vitioso eluvio, purgationes erunt ex usu, si ab in- « cendio præcordiorum, semicupia *aquæ vallenses.* » Il s'agissait ici de bains de siége.

Nous aurons l'occasion de revenir sur ces citations ; mais nous voulons en donner une dernière qui prouve, une fois de plus, combien l'expérimentation des eaux de Vals avait été sagement faite et était avancée.

A l'article *Tumeur de la rate* : « Numquid enim multoties est « observatum hypochondria prædura mollia evasisse aqua impræ- « gnata spiritu resolutivo chalybis, aut usu, *aquarum mineralium* « *Vallensium,* quæ non caliditate et humiditate hos tumores su- « perant, sed vi insiti salis et spiritus qui insitum cum materia « crassa in hypochondriis resolvit plane planeque discutit. »

Déjà, en 1659, avaient paru les *Observations sur les fontaines minérales, distillées par Jacques Reinet, apothicaire d'Aubenas.*

Elles sont dédiées à puissante dame Marie de Montlor, baronne d'Aubenas, dame de Vals, etc., etc., veuve de messire Jean-Baptiste d'Ornano, maréchal de France.

Reinet nous apprend que la maréchale le chargea, par l'entremise du sieur Simon, son médecin, de procéder à l'analyse de ces eaux. Cet opuscule, devenu très-rare, porte les approbations signées Ranchin et Cartaud, le premier médecin et chancelier en l'Université de Montpellier, le second doyen de la même Faculté.

L'emploi usuel des eaux de Vals à Paris ressort manifestement des documents de l'époque.

En 1675, Duclos, membre de l'Académie des sciences, chargé de faire l'analyse des eaux minérales de France, donne à la source Dominique du *vitriol de mars.* Les autres sources laissent par l'évaporation un *sel nitreux blanc* et très-*lixivial,* en plus ou moins grande quantité relative, et suivant les sources.

En 1768, Lamartinière, dans son *Dictionnaire historique,* cite un passage de Pigagnol emprunté à sa *Description de la France,* fol. 4. Il parle des analyses et des propriétés de diverses sources.

En 1774, Vincent Raulin, dans son *Traité analytique,* leur consacre un chapitre.

En 1778, Richard de la Prade, dans son *Analyse et vertus des eaux minérales du Forez,* et de quelques autres sources, donne l'analyse de quelques-unes de Vals.

En 1779, Boniface donne aussi l'analyse des sources.

En 1781, Madier, du Bourg-Saint-Andéol, écrit un mémoire sur toutes les sources de Vals. Les indications et les contre-indications y sont énumérées assez longuement.

En 1784, Arnaud, *maître chirurgien gradué dudit Vals*, publie un petit traité qui contient, en abrégé, la situation des eaux minérales; le détail des maladies où l'on peut en faire usage utilement; la méthode fondée sur l'expérience pour prendre les eaux avec succès; *le tout*, dit-il, *avec cette franchise et cette naïveté qui caractérisent un homme ennemi du mensonge* (textuel).

Il est intéressant de voir d'où venait la clientèle de Vals, celle du moins qui s'adressait à M. Arnaud, car déjà à cette époque Vals était pourvu d'un intendant ou médecin inspecteur.

Sur les observations qu'il présente :

Un de Montpellier (Hérault). Fièvre quarte, guérie par la Dominique.

Trois Ardéchois. Ver solitaire, toux extraordinaire, vomissements incoercibles.

Un de Mâcon (Saône-et-Loire). Coliques néphrétiques.

Deux de Nîmes (Gard). Jaunisse, coliques néphrétiques.

Un de la Suisse. Affection hypochondriaque.

Un Irlandais, major au régiment de Boraich. Hépatite.

Un de Balisse (Vaucluse). Entéralgie.

Ces malades, venus de tous les points, montrent suffisamment que les eaux de Vals étaient convenablement connues à cette époque.

Les ouvrages publiés dans cet intervalle ne laissent aucun doute à cet égard.

Lieutaud, médecin fort répandu à Paris vers le milieu du dix-huitième siècle, cite les eaux de Vals à chaque page, dans son *Précis de médecine pratique*.

Mais l'usage des eaux de Vals, loin des sources, ne se bornait pas à Paris, car J. J. Rousseau nous apprend, dans ses *Confessions*, que, durant son séjour à Montpellier, il buvait de l'eau de Vals pour la guérison de son fameux polype.... qu'il n'avait pas.

Au commencement de ce siècle, en 1810, Buisson Lagrange consacre aussi un assez long chapitre aux eaux de Vals.

Alibert, Patissier, Pétrequin et Socquet, Durand-Fardel, etc., leur donnent, en passant, l'éloge mérité. Nous nous réservons cependant de relever quelques inexactitudes qui, transmises ou copiées de plume à plume, finissent par devenir monnaie courante et par porter à la station de Vals un tort d'autant plus fâcheux qu'il est dû à la simple négligence d'auteurs recommandables.

(*Revue d'hydrologie médicale française et étrangère*,
n° du 30 juin 1865.)

DES EAUX MINÉRALES PRISES EN BOISSON.

Que les eaux minérales en bains soient susceptibles d'excellents effets, personne n'en doute, quoique personne n'ait donné jusqu'ici une explication satisfaisante de leur manière d'agir. Quelle que soit leur composition chimique, leur température, leur puissance électrique même, on est d'accord sur ce point : que leur mode d'application entre pour beaucoup dans les résultats qu'elles déterminent.

Pour les eaux minérales en boissons, au contraire, les choses ne se passent pas ainsi; le traitement exécuté au moyen de ces agents n'est point soumis à tant d'art, ses résultats ne sont point et ne doivent pas être l'expression de manipulations si variées.

L'eau minérale que le malade ingère est ce qu'elle est, ce que l'a faite la nature.

La main des hommes n'a pas à intervenir, et si, à de rares intervalles, on voit cette intervention se produire, sous prétexte d'améliorations trop souvent équivoques, l'expérience est là pour nous apprendre que l'œuvre de la nature ne fait que perdre à ces imprudentes tentatives.

Les eaux minérales pour boisson doivent être, disons-nous, ce que les fait la nature. Au point de vue thérapeutique, on peut dire d'une manière générale qu'elles sont ce que les fait la maladie.

Observez, en effet, ce qui se passe, et vous allez être convaincu que certains de ces agents médicamenteux ont une propriété spéciale pour aller trouver et guérir l'organe malade, pour l'influencer, du moins, plus directement que ses voisins.

Sur les malades que nous observons à Vals, par exemple, c'est là ce qui semble arriver le plus souvent. Au fond, les choses ne se passent pas ainsi : le remède introduit dans l'estomac ne prend pas instantanément sa course vers telle ou telle partie du corps pour y élire le quartier général de ses évolutions. S'il est excitant à la manière de nos eaux alcalines, il excite tous les systèmes, son action est une action générale; mais le système le plus faible, le point malade étant le plus impressionnable, les modifications qu'il subit sont les premières à tomber sous les yeux de l'observateur.

La résistance d'un organe malade, comparée à la résistance

d'un organe sain, est nulle. Le premier est bien plus apte à être modifié par l'impression des agents extérieurs. De là cette loi énoncée par M. Patissier, en vertu de laquelle tout modificateur va de préférence aboutir à l'organe souffrant ou à l'organe relativement plus faible.

« *Les eaux*, disait Bordeu en parlant des eaux des Pyrénées, *frappent à toutes les portes*. Il est naturel que la moins solide soit la première ouverte. »

Appliquez cette manière de voir aux eaux de Vals :

Quelques verrées de ce liquide excitant pourront aller se briser dans leur action contre un cœur et un système absorbant ou circulatoire parfaitement établis; un dyspeptique, par exemple, n'aura rien de modifié touchant le pouls, les urines, l'état général, enfin ; tandis que son estomac, tout à l'heure hostile à l'entrée de tout aliment, intolérant pour toute matière à digérer va transmettre au cerveau des impressions nouvelles et depuis longtemps éteintes. L'effort excitateur a fait éclore la sensation de la faim, et la digestion suivante prouvera que cette sensation nouvelle n'était point vaine. En fin de compte, l'eau de Vals aura réveillé l'estomac et lui aura fourni les moyens de digérer.

Ce que nous disons de l'estomac peut s'appliquer à d'autres organes malades. Le foie ou le rein, la vessie ou la matrice peuvent être la *porte faible*, pour continuer la métaphore de Bordeu; c'est donc vers l'un ou l'autre de ces organes que se dirigera l'effort de l'eau de Vals, jusqu'à ce que, lui ayant rendu ses propriétés normales, il aura dissipé la synergie morbide que suffit à entretenir un seul organe souffrant.

C'est en effet à des modificateurs *généraux*, comme les eaux de Vals, que sont dues les guérisons les plus frappantes de ces maladies dans lesquelles un seul organe profondément atteint tient les autres organes dans un état de solidarité tel qu'il en résulte cette synergie fonctionnelle morbide dont nous venons de parler.

(*France médicale du* 29 *mars* 1865.)

NOUVELLES ÉTUDES SUR LES EAUX MINÉRALES DE VALS

(ARDÈCHE).

Les sources de Vals forment trois groupes bien distincts : d'abord les sources *faiblement* minéralisées ; la source Marie, eau hygiénique, agréable à boire, ne contenant pas un gramme de bicarbonate de soude, puis la *Saint-Jean*. Son analyse, exécutée au sein de l'Académie de médecine, la range parmi les bicarbonatées mixtes. On ne peut se défendre d'un certain étonnement en voyant combien est grande sa proportion de principes calcaires (0,430). Sans doute la soude domine encore (1,480), mais elle est fortement tempérée par la présence des sels calciques magnésiens.

Cette circonstance n'a pas un but de simple curiosité, elle nous a servi dans un grand nombre de circonstances et a dirigé notre traitement dans bien des cas où nous avons obtenu un succès complet.

On sait combien sont supportées avec facilité les eaux calcaires. Eh bien, la composition que je puis appeler mixte de la *Saint-Jean* la rend également plus supportable que les autres sources dans quelques cas déterminés. Cette propriété tient sans nul doute à la grande proportion du bicarbonate calcaire qu'elle contient. Mais hâtons-nous d'ajouter que toutes les sources de Vals sont riches en bicarbonate de chaux, et que c'est là un de leurs principaux avantages sur d'autres eaux alcalines bien connues.

La *Saint-Jean*, dont ses propriétés physiques se rapprochent des autres sources ses voisines, est fort agréable au goût et supporte très-bien le transport. Sa faible minéralisation et les proportions heureuses qui la distinguent en font une eau médicinale fort usitée. Dans un très-grand nombre de cas, j'ai constaté qu'elle était mieux supportée que les autres dans ces états morbides où une certaine susceptibilité des intestins expose à des alternatives de diarrhées et de constipations fréquentes.

On le voit, la station de Vals possède la précieuse faculté de commencer le traitement des eaux bicarbonatées avec des sources très-faiblement minéralisées ; aussi notre étonnement a été grand en lisant ce qui suit dans un auteur dont les ouvrages en hydrologie sont cités, auteur recommandable et dont l'erreur est assurément de bonne foi.

« Les eaux de Vals sont certainement les plus riches que l'on connaisse en bicarbonate de soude; elles ne le sont pas moins en acide carbonique.

« Les eaux de Vals sont remarquables par leur composition, qui les rapprochent de celles de Vichy et assure à ces deux stations une place à part parmi les bicarbonatées sodiques.

« La minéralisation des eaux de Vals a beaucoup d'importance; peut-être même sa richesse ne serait-elle pas sans inconvénient dans beaucoup de cas où les eaux bicarbonatées sodiques se trouvent indiquées. Nous inclinons d'autant plus à le penser que *les eaux de Vichy nous ont paru, dans plus d'une circonstance, trop minéralisées elles-mêmes.*

Ces citations sont prises de l'ouvrage de M. Durand-Fardel (*Traité thérapeutique des eaux minérales*, page 165 et article Vals).

Nul n'était plus compétent que l'auteur pour faire valoir l'analogie qui, suivant lui, assimile les eaux de Vals à celles de Vichy; cette similitude, on le voit, est complète dans son esprit, puisqu'elles méritent dans la haute appréciation du savant hydrologue, non-seulement les mêmes éloges, mais aussi la même critique.

Certainement les eaux de Vals n'auraient qu'à se prévaloir d'un pareil témoignage toutes les fois qu'elles voudraient se recommander aux malades et aux médecins.

1° Les eaux de Vals sont les plus riches de leur espèce;

2° Les sources de Vals et celles de Vichy ont une place à part parmi les bicarbonatées sodiques;

3° Les eaux de Vals peuvent avoir, comme celles de Vichy, une minéralisation trop abondante pour certains cas.

Si notre désir se bornait à appeler la faveur des malades sur les sources de Vals, nous passerions volontiers sur un reproche qu'elles méritent en commun avec celles de Vichy; mais nous parlons au corps médical, et nous avons des réserves de faits trop importantes à présenter contre ce reproche, si bien tempéré, du reste, par M. Durand-Fardel, pour ne pas éclairer les praticiens sur les réserves que nous entendons faire.

L'une de ces réserves est que l'aveu, le regret qu'exprime M. Durand-Fardel sur l'absence de sources faiblement minéralisées à Vichy, ne peut être adressé à Vals, qui possède deux sources bicarbonatées sodiques minéralisées par un et par deux grammes de principes fixes par litre, parmi d'autres sources *autant* et *plus* richement dotées que celles de Vichy.

Il nous sera permis de compléter la pensée de cet aveu, de ce regret, dont Vichy est l'objet; en effet, très-souvent, certaines eaux sont très-minéralisées au début des traitements, en général, et, pour quelques malades, pendant toute la durée du traitement.

En sorte que si c'est un avantage considérable pour Vals d'avoir deux sources faiblement minéralisées, il n'est pas juste, il n'est pas équitable de leur adresser le reproche qu'à bon droit on peut faire à Vichy.

Les deux sources, Marie et *Saint-Jean*, d'une minéralisation faible, forment un groupe.

« Un autre groupe est formé des sources bicarbonatées sodiques types. Ces sources sont nombreuses, puissantes, riches, nous citerons notamment la *Rigolette*, la *Précieuse*, la Marquise, la *Désirée*, la Victorine, la Chloé, la *Magdeleine*, etc., etc., dont la minéralisation, identique au fond, varie quant aux proportions pour chacune d'elles, depuis trois grammes de bicarbonate de soude jusqu'à sept grammes, en passant par tous les degrés intermédiaires, et même jusqu'à plus de sept grammes un quart que possède la *Magdeleine*. En sorte que les sources de ces deux groupes forment une gamme pouvant produire toutes les variations médicales, depuis la plus anodine jusqu'à la plus énergique, car, remarquons ici que si c'est un avantage considérable sur Vichy que de posséder des sources faiblement minéralisées, c'est un avantage qui n'est pas moindre d'en posséder de plus fortement minéralisées pour certaines idiosyncrasies. Les malades qui se rendent aux eaux ne sont pas, en effet, différents des autres ; il en est qui sont vivement excités par un centigramme de belladone ; il en est qui pour être heureusement influencés doivent en prendre 5, 10 et même jusqu'à 20 centigrammes. Ce qui est vrai de la belladone est vrai de tous les médicaments, vrai par conséquent des eaux minérales qui sont une des médications les plus puissantes.

« Dans les eaux bicarbonatées de Vals, la richesse des substances toniques y est en proportion avec le bicarbonate de soude. Les sels de chaux, de magnésie, de fer, de manganèse, sont toujours en notable quantité. Ces eaux sont essentiellement toniques ; dans les eaux sodiques, ce point est capital ; qu'on en juge :

« Dans les eaux de Vals, la richesse des substances toniques *prévient* la formation de la diathèse alcaline que *détermine* l'usage prolongé des eaux alcalines pauvres en sels ferriques. En effet, dans cette condition, non-seulement la diathèse alcaline s'oppose à la guérison de beaucoup de malades, mais encore aggrave leur état d'une affection nouvelle qui met le praticien en présence d'une complication redoutable.

« Cette complication est à craindre, surtout lorsque l'affection, qui doit être traitée avec les alcalins, se trouve liée à un état chlorotique, anémique, etc., etc. Dans ces cas, il faut, pour ainsi parler, que l'action désobstruante, dégorgeante d'une eau alcaline, pauvre en sels ferriques, se produise à jour fixe, car sous l'influence d'un usage, même peu prolongé, il s'ensuivra une débilité générale des organes digestifs. L'assimilation ne se fait plus. On est enfermé dans un cercle vicieux. Plus l'usage des alcalins est indiqué, moins on peut en faire emploi. La richesse des principes toniques et reconstituants dans une eau alcaline est donc capitale, car, grâce à l'association des sels ferro-manganiques et calciques magnésiens unis à l'élément sodique, son action en est heureusement modifiée. En effet, sous l'influence des substances toniques, les organes des voies digestives se reconstituent avec une rapidité si surprenante que le savant Dupasquier disait qu'elle tenait du *merveilleux*, et plus on fait usage d'une eau bicarbonatée riche en sels ferriques, plus on peut en faire usage.

« C'est là un des principaux avantages que les deux groupes des eaux bicarbonatées de Vals présentent sur les sources analogues qui soient connues en France. »

Ces lignes, résultat d'une longue expérience, de près de quarante ans, sont dues à la plume d'un savant et modeste confrère, M. le docteur Tourrette; elles viennent confirmer ce que nous-même avons dit ailleurs en traitant ce sujet.

Le troisième groupe des sources de Vals est fourni par la *Dominique.*

Si les deux premiers groupes tendent à faire considérer Vals comme station minérale type par les qualités chimiques et thérapeutiques de ses eaux bicarbonatées sodiques, la source *Dominique* tend, au contraire, à la faire figurer dans une classe à part, sans ressemblance, sans affinité avec aucune autre station minérale connue.

Chose étrange, en effet, c'est au milieu des sources bicarbonatées sodiques de France les plus riches, c'est à quelques mètres à peine des sources alcalines que sourdent les eaux de la *Dominique*, différant complétement de composition avec elles. Elle sort cependant du même terrain feldspathique et granitique, mais sous un point où l'aspect en est plus rougeâtre et plus pyriteux.

Les sels de fer qu'elle contient sont des arséniates, des phosphates, des silicates et des sulfates; alors que ce métal est combiné dans les autres sources avec l'acide carbonique, ici c'est à un excès d'acide sulfurique, ce qui fait de la *Dominique* une véritable limonade sulfurique, si je puis m'exprimer ainsi, tandis que ses voisines tiennent un excès d'acide carbonique.

Remarquons que l'acide sulfurique libre n'y est point en proportion insensible : l'analyse en décèle plus d'un gramme par litre, vingt gouttes environ, dose considérable et que l'on atteint rarement en formulant la limonade officinale.

L'analyse en a été faite officiellement par l'Académie de médecine, la proportion de l'*arseniate de fer* y entre pour 0,031 par litre d'eau. C'est une proportion considérable qui explique les remarquables effets qu'on obtient de son emploi.

Sa saveur est douceâtre au palais, elle laisse un arrière-goût styptique agréable. Elle est bue avec plaisir, surtout par les femmes.

Son action est complexe. Sur le système nerveux et respiratoire, elle est sédative. Elle est tonique, fortifiante, reconstituante.

Toutes les cachexies, toutes les affections qui ont pour conséquence une débilité chronique plus ou moins prononcée, toutes celles qui ont pour cause un épuisement quelconque, les maladies de la peau, la scrofule, la syphilis, la chlorose, l'anémie, etc., etc., sont traitées avec succès par cette eau. Des fièvres rebelles portant le cachet de la cachexie paludéenne, intoxications, empoisonnements miasmatiques à manifestations intermittentes, plus ou moins prolongées et qui avaient résisté pendant longtemps à la médication rationnelle de l'acide arsénieux, ont été guéries en quelques semaines par l'usage de la *Dominique*.

L'illustre Thénard n'hésitait pas à attribuer l'action curative des eaux du Mont-Dore, de Plombières et de Luxeuil à la dose d'*un* milligramme d'arséniate de soude par litre que contiennent ces eaux. Si l'on veut bien considérer que l'analyse de la *Dominique* indique *trois* milligrammes, nos confrères comprendront les effets qu'on constate chaque jour de l'usage de cette eau.

En résumé, les eaux de Vals ne sont point identiques entre elles; quoique groupées dans un périmètre fort restreint, les différences de composition qu'elles présentent sont fort grandes.

Ces différences donnent la clef des résultats thérapeutiques surprenants observés sur l'universalité des malades. En un mot, on trouve réuni à Vals ce qu'on trouve à peine dans trois stations isolées. C'est cette variété, cette graduation de minéralisation, cette gamme médicale qui fait de Vals, sous le rapport des ressources thérapeutiques qu'elle offre, non-seulement la première station de France, mais d'Europe.

En effet, des sources faiblement minéralisées viennent combler à Vals cette lacune qui est regrettée à Vichy. D'autres sources nombreuses sont *autant* et *plus* minéralisées que les sources de Vichy, et enfin Vals offre ce qu'aucune autre station ne possède, une source ferro-arsenicale sulfureuse.

(*Gazette des hôpitaux*, 25 avril 1865.)

Il n'est pas un de mes confrères qui ne constate chaque jour, soit dans le service hospitalier, soit dans la pratique de la ville, que dans les affections des voies digestives la médication, pour produire un effet favorable, a besoin d'être graduée, alors surtout qu'il y a une grande atonie des organes. De même que dans une convalescence, les chances de rechute seront éloignées, si l'alimentation progressive est observée.

Ce qui est vrai de la médication par les produits officinaux est vrai aussi de la médication par l'eau minérale, qui est un médicament naturel. Médication qui a pris une si grande place dans la pratique usuelle, qu'il nous a paru intéressant de faire connaître à nos confrères ce que notre propre expérience nous a appris, touchant les propriétés physiologiques et thérapeutiques d'une station qui offre l'avantage unique, croyons-nous, de pouvoir commencer le traitement hydro-minéral par des sources faiblement minéralisées, pour passer ensuite à des sources types, de mêmes compositions, les plus riches de France en bicarbonates de soude. Ces diverses sources présentent dans leur ensemble une gamme médicale, qui, évidemment, sera d'une utilité première dans les effets thérapeutiques qu'on voudra obtenir.

Combien de malades, chaque année, reviennent des stations les plus célèbres dans le même état parce qu'ils n'ont pu supporter les doses plus faibles des eaux qu'ils étaient allés prendre. Ces eaux, trop fortement minéralisées, n'ont pu passer ni seules, ni coupées, avec du lait, du bouillon de poulet, etc. Cette lacune fait défaut à la plupart des stations thermales d'Europe.

Il y a à Vals, avons-nous dit, des sources d'eaux minérales bicarbonatées sodiques faiblement minéralisées. Nous prendrons pour type la source *Saint-Jean*, qui est la plus employée en France dans la pratique médicale de la ville.

Les eaux de la *Saint-Jean*, ingérées dans l'estomac, donnent lieu à des retours agréables de gaz, que les malades comparent aux rapports occasionnés par le vin de Champagne.

Les lèvres, la langue, la gorge ne sont point irritées par elles, comme elles le sont quelquefois par le passage des eaux des sources plus richement minéralisées.

C'est aux premières verrées que l'effet stimulant ou sédatif se produit le plus souvent. Je dis stimulant ou sédatif, parce que dans cet ordre d'affections nerveuses : dyspepsie, gastralgie, flatuosité, etc., tel malade accusera par exemple, de la paresse de l'estomac, de l'inappétence *sans douleurs;* tel autre, au contraire, se plaindra d'éprouver de l'agitation après l'ingestion des aliments de la *douleur épigastrique*, des nausées, etc. Eh bien! très-souvent ces états, opposés en apparence, se trouvent également bien de l'usage de ces eaux légères de la *Saint-Jean*.

Ce réveil de l'estomac ou cette sédation, cette digestibilité inhérente à la présence de l'acide carbonique et des sels sodiques et ferriques qui constituent l'eau minérale de Vals en général, ne sont pas absolus. Dans plus d'une circonstance, nous avons vu les eaux *plus fortement minéralisées être mieux tolérées;* ainsi l'action de ces eaux sur le tube digestif varie suivant les tempéraments.

Leur premier effet est la constipation; mais hâtons-nous d'ajouter que bien des malades, après un ou deux jours de leur usage, éprouvent une légère purgation, ou du moins le retour de selles régulières.

On comprend aisément qu'un malade, atteint de constipation liée à une mauvaise élaboration des aliments, doit voir cesser cette incommodité, si le traitement réussit à déterminer une assimilation normale des aliments.

Ce que nous recherchons le plus souvent par l'usage des eaux de Vals, c'est le retour de l'appétit et le moyen de le conserver. Ces malades, en effet, souffrent en très-grande proportion du côté du tube digestif et de ses annexes; de là l'indication naturelle de rétablir les fonctions de cet organe.

En thèse générale, le malade se trouve bien de débuter par la *Saint-Jean;* cette eau prise à table ou pure, a la propriété spéciale de réveiller les estomacs assoupis; elle réveille leur vitalité, et bientôt une assimilation plus normale et plus abondante intervenant améliore l'état général, et fournit à l'organisme des forces pour se suffire à lui-même et supporter les sources les plus fortement minéralisées, si on doit y avoir recours.

Telle est la marche que suivent les principaux phénomènes opérés sur les malades trop excitables, pour user des sources fortes dès le début du traitement.

Que devient un peu d'embarras du côté des voies biliaires, un peu d'empâtement hépatique, d'obstruction abdominale caractérisée par une langue habituellement sale, flatuosités intestinales, borborygmes suivis ou non de selles liquides, teint pâle, jaunâtre, vertiges, etc., que deviennent ces divers états morbides quand on a pu, par de l'eau prise agréablement à table, ranimer les forces digestives?

Cette paresse des organes sous-diaphragmatiques ne disparaît-elle pas naturellement en présence du mouvement imprimé partout par le jeu normal de l'estomac? Une bonne digestion, n'est-ce pas un estomac, un intestin, un foie, un pancréas, etc., qui fonctionnent normalement?

La sensation qui précède tous les jeux complémentaires d'organes, leur synergie, c'est l'appétit. Aussi le médecin doit-il s'appliquer à réveiller cette sensation parce que la possibilité de digérer la suit presque toujours, et quand le malade, tout fier de son nouvel état, vient nous dire qu'il a bien mangé et digéré sans fatigue, nous ne craignons pas de prédire une guérison assurée.

Au milieu des désordres les plus grands de l'économie, le jeu normal du tube digestif arrête ou suspend tout mal. Le phthisique qui n'a qu'un bourbier dans la poitrine, qui crache chaque jour le poids du peu de poumons qui lui reste, survit cependant; il déjoue parfois longtemps nos fâcheux pronostics, pourvu que son estomac fonctionne.

Il est admis que les eaux de Vichy, ou celles des sources de Vals qui sont richement minéralisées, ne doivent pas être administrées dans les inflammations même légères du tube digestif.

Les eaux faiblement minéralisées de Vals, notamment celle de la source *Saint-Jean*, que nous prenons pour type, méritent une exception

J'administre souvent cette eau dans les convalescences des fièvres graves, quand la maladie a duré un certain temps, et que les fonctions digestives tardent à se réveiller. Quoique le pouls reste vif, fréquent, que la sensibilité persiste dans l'abdomen, quoiqu'il existe, en un mot, des signes manifestes de sub-inflammation, je ne crains pas d'administrer des doses modérées de la *Saint-Jean*. Je la fais essayer pure et froide ; c'est sous ces deux états qu'elle plaît le plus aux malades. Ils trouvent cette boisson fort agréable, et je n'ai jamais vu résulter le moindre accident de son administration.

L'action la plus évidente de cette eau, la plus prompte, réside certainement dans le développement de l'appétit. Ce développement si rapide est même un écueil à surveiller. Il est prudent, en effet, d'attendre, pour se livrer entièrement à son penchant, qu'il y ait harmonie entre la tâche et la puissance de l'organe qui doit la remplir; aussi ne faut-il point se lasser de prêcher la modération à nos faméliques malades.

Les eaux des sources, légèrement minéralisées, sont la première étape du tributaire des eaux de Vals. Elles sont notre pierre de touche pour découvrir la réceptivité alcaline de chaque organisme.

En stimulant légèrement la muqueuse gastrique, elles préviennent ces ballonnements fréquents de l'hypocondre droit qui découragent les malades au début de leur traitement et qui forceraient à le suspendre sans cette précieuse ressource. Elles permettent de familiariser l'économie avec un agent qu'elle doit connaître plus tard dans toute sa force, de graduer, en un mot, l'énergie du traitement : d'*une dose faible d'une source faible*, d'arriver à *une dose forte d'une source forte.*

Les sources richement minéralisées à Vals sont nombreuses et puissantes; elles contiennent depuis 5 gr. de bicarbonate de soude jusqu'à 7 gr. en passant par les degrés intermédiaires.

L'action des sources les plus richement minéralisées en substances sodiques et toniques de Vals, sur l'appareil digestif, a été trop bien décrite par Dupasquier et Patissier, pour que je ne laisse pas la parole à ces deux éminents auteurs.

« L'influence, dit Dupasquier, que les eaux de Vals exercent sur les fonctions digestives, dès qu'on commence à en faire usage est des plus remarquables, et ses effets sont si prompts, qu'on pourrait dire sans exagération qu'ils présentent quelque chose de *merveilleux*. Dès les premiers jours qu'on en boit, elle provoque, le plus souvent, un accroissement considérable de l'appétit. Le malade, qui depuis longtemps ne connaissait plus le sentiment de la faim, se trouve tout surpris d'éprouver ce besoin à un degré prononcé, et s'étonne bien plus encore de pouvoir le satisfaire impunément, grâce à l'action de ces eaux bienfaisantes.

« Sous leur influence, en effet, l'estomac semble réagir sur les substances alimentaires avec une activité toute nouvelle. Les digestions précédemment difficiles, languissantes, s'opèrent désormais avec une facilité vraiment *merveilleuse*. »

En 1854, dans son rapport à l'Académie de médecine, Patissier s'exprimait de la manière suivante sur les eaux richement minéralisées de Vals « Dans l'état de santé, l'eau de Vals, prise en boisson, augmente l'appétit, rend la digestion plus facile, régularise les évacuations alvines et produit parfois un effet purgatif. La circulation devient plus active, la peau plus chaude. Il se manifeste un sentiment de force et de bien-être inaccoutumé. Quelques verrées de ses eaux suffisent pour rendre alcalines les sueurs et les urines qui sont naturellement acides. »

Nous ne saurions mieux dire; nous n'avons qu'à nous ranger du côté de pareilles déclarations que l'expérience mille fois répétée, chaque année, est venue confirmer. Nous ajouterons, en outre, que l'usage des eaux richement minéralisées de Vals peut être indéfiniment prolongé.

Et l'expérience prouve que non-seulement l'économie peut contracter, à l'égard des eaux alcalines de Vals, une tolérance vraiment surprenante, mais encore que l'usage à l'ordinaire de ces eaux est reconstituant, fortifiant. Ainsi un grand nombre de personnes peu aisées de la ville de Vals consomment, toute l'année durant, l'eau de la source *Saint-Jean* à table exclusivement à toute autre, et n'en sont nullement incommodées. Je tiens de leur bouche que l'usage de cette eau les fortifie plus que l'eau douce ordinaire et *rend moins sensible la privation du vin.*

Voici un autre fait qui à lui seul suffirait à réfuter ceux qui redoutent la cachexie alcaline.

Je connais un ménage composé de six personnes adultes qui font un usage continuel des sources *les plus minéralisées* de

Vals ; il y a également deux enfants dans la maison qui suivent le même régime. Grands et petits s'y portent bien.

Une jeune fille de vingt-huit à trente ans qui, il y a une dizaine d'années, fut atteinte d'accidents chlorotiques, se porte aujourd'hui fort bien et peut présider aux embarras d'une grande maison d'exploitation. Tous les jours, depuis dix ans, elle prend l'eau de Vals comme eau ordinaire.

Sa mère, décédée dans un âge avancé, femme catarrheuse s'il en fut, éprouvait chaque hiver une recrudescence dans son état. L'usage des sources *les plus riches* ne paraissait influencer en rien la marche de cette affection chronique.

Dans cette même maison, se trouve une jeune femme, mère de trois beaux enfants, qu'elle a nourris de son propre lait. Cette personne, entrée dans la famille en qualité de bru, aime l'eau minérale plus que l'eau douce. Quoique arrivée là sans être habituée à son usage, elle en a consommé en grande quantité sans aucun accident.

J'insiste sur cette particularité qui se trouve contredire certain fait publié dans la *Gazette des Hôpitaux*. Ce fait concernait des vaches qui ayant contracté l'habitude d'aller se désaltérer à une source d'eau alcaline, perdirent promptement leur lait.

J'ai consulté bien des fois divers membres de cette famille, et des renseignements que j'ai recueillis, je crois être en droit d'avancer que chacun d'eux boit en moyenne deux litres d'eau minérale par jour.

Les ouvriers qui viennent, surtout en été, les aider dans l'exploitation de leurs champs, usent de très-abondantes quantités d'eau minérale, et il ne paraît pas que cet usage ait jamais amené d'accidents appréciables.

J'insiste encore sur ces faits qui me semblent démontrer suffisamment que si M. le professeur Trousseau, dans une leçon restée célèbre, a pu constater que, pour un grand nombre des malades qui fréquentent Vichy, l'usage des sources de cette localité provoque la *diathèse alcaline*, il serait souverainement injuste et erroné d'adresser cette même critique aux sources de Vals qui, on le voit, produisent des effets reconstituant toniques remarquables.

A la rigueur peut-être trouverions-nous l'explication de cette dissemblance dans la différence chimique des eaux de Vals d'avec celles de Vichy ; mais les faits que nous venons de citer ne sont-ils pas plus convaincants qu'une théorie chimique? Mieux vaut s'en tenir aux cas d'expériences; mais nous ne devons pas oublier le grand aphorisme physiologique : *Corpora non agunt nisi soluta;* or, si on retrouve dans les eaux riches de Vals toutes les substances qu'on signale dans celles de Vichy, on remarquera que les proportions n'y sont plus les mêmes : que dans les eaux de Vals, les sels *reconstituants*, *toniques*, y sont en notable proportion, et surtout qu'ils sont tenus en dissolution énergique par un excès d'*acide carbonique* qui empêche ces sels de se précipiter et devenir inertes, soit avant, soit peu de temps après l'ingestion de l'eau minérale dans l'estomac.

(*Gazette des hôpitaux*, 27 avril 1865.)

DE LA DYSPEPSIE.

Nous séparons la dyspepsie de la gastralgie à l'exemple d'auteurs recommandables. Le mot dyspepsie s'applique, en effet, à la digestion ; il implique un rapport entre l'estomac et les aliments à élaborer, une digestion mauvaise, pénible.

Le mot gastralgie s'applique à l'état nerveux de l'estomac ; il implique un rapport entre cet organe et les nerfs qui l'animent, une souffrance de l'estomac.

Ces deux maladies chevauchent souvent l'une sur l'autre. Il y a donc des dyspepsies gastralgiques, des gastralgies dyspeptiques.

Comment se comportent les eaux de Vals sur la dyspepsie?

On peut répondre d'une manière générale, que toutes les dyspepsies trouvent par les eaux de Vals, sinon une guérison absolue, du moins une guérison relative. Nous disons relative pour prévenir tout reproche d'exagération. Les mots guérison, soulagement, amélioration ont, en effet, un sens très-variable auprès des malades. Combien de fois ai-je noté un soulagement, alors que le malade, fier de l'amélioration obtenue, chantait sa guérison, radicale. Qu'importe, en effet, au malade qui n'a pas eu une bonne disposition de plusieurs mois, de penser que ce résultat salutaire aura peut être une fin, et qu'il aura peut-être encore lui-même à recommencer plus tard l'usage de cette médication ? Ce nouvel état n'est-il pas la guérison, le présent ne lui fait-il pas oublier toutes les souffrances physiques qu'il a supportées si longtemps? Rien ne s'oublie aussi vite que la douleur physique, et c'est beaucoup pour notre pauvre nature humaine. Ne pas digérer, mal digérer, ce n'est pas vivre. Avec les déplorables travers d'une civilisation qui chaque jour, depuis un demi-siècle, invente, crée à plaisir des besoins nouveaux, on ne digère plus, surtout dans les grandes villes. Des boissons frelatées, des aliments qui ne le sont pas moins, un abus de tous les plaisirs, de toutes les jouissances, ont amené une dégénérescence qui a été constatée à diverses reprises par les hommes les plus autorisés. Si la science médicale a fait de grands progrès pour remédier à nos maux, il faut avouer que la génération actuelle semble se faire un devoir d'en perdre le fruit par ses excès de toute sorte : aussi les affections chroniques sont-elles dix fois plus nombreuses aujourd'hui qu'elles ne l'étaient il y a quarante ans; il est juste d'ajouter que les maladies aiguës le sont moins. Ceci explique peut-être la faveur croissante de la médication hydrologique. Mais revenons aux eaux de Vals.

Les fonctions du cerveau sont trop intimement liées à l'état de l'estomac où s'élaborent les premiers principes du sang, stimulus indispensable à l'organe céphalique, pour que l'intelligence ne souffre point de l'état anormal du centre digestif. Sans cesse concentré sur son propre estomac, le dyspeptique souffre et fait souffrir ceux qui l'entourent, de quelque origine que lui vienne son mal : qu'il soit le résultat d'une affection organique la plus grave, le ralentissement d'une maladie chronique la plus invétérée, que demande le dyspeptique à son médecin? de lui rendre son appétit, de le faire digérer.

C'est cet état de souffrance que font cesser les eaux de Vals, nous venons de dire toujours.

Il serait difficile de trouver une eau minérale qui ne réussît point contre la dyspepsie. Le nom de cette maladie figure invariablement dans toutes les listes des maladies qui sont guéries par les eaux minérales, à quelque classe qu'elles appartiennent. Une telle propriété, quelque générale qu'elle paraisse, ne présente rien d'étonnant, si l'on veut réfléchir un instant aux causes diverses qui peuvent lui donner naissance. Dyspepsie par atonie générale, dyspepsie par plétore, dyspepsie par maladie utérine, dyspepsie goutteuse, rhumatismale, dartreuse, etc., etc. On voit, par les exemples ci-dessus, que les eaux en boisson ou en bain, qui guérissent le vice original, auront guéri la dispepsie qui n'est que le symptôme.

En présence d'une maladie offrant un si grand nombre de points d'attaque, il est évident que plus une station offrira de variété dans la minéralisation et la nature de ses eaux, plus elle fournira de moyens pour entreprendre la guérison recherchée, et plus cette station sera supérieure aux autres.

Nous avons dit que les sources de Vals se divisaient en trois groupes distincts : l'un par des sources faiblement minéralisées en bicarbonate de soude, chaux, magnésie, fer, manganèse, chlorure de Sodium, etc., etc. ; l'autre groupe par des sources de même nature, mais *autant* et *plus* richement minéralisées que celles de

Vichy; et enfin, le troisième groupe composé de la *Dominique*, eau ferro-arsenicale sulfurique, sans analogie avec aucune source connue. Elle contient trois millimèmes d'arseniate de fer par litre, c'est-à-dire trois fois ce que possède Plombières, Luxeuil, le Mont-Dore, etc., etc, de cette précieuse et énergique substance. Ces divers agents, que le médecin peut manier au profit de ses malades, constituent pour les sources de Vals une supériorité incontestable sur toute autre station. Porter un jugement, c'est comparer. Eh bien! c'est malgré nous, c'est en bravant une espèce de répugnance intime que nous avançons cette proposition; mais elle est vraie, nous la croyons telle, et la publier, c'est également rendre service aux malades, qui ont les premiers droit d'exiger la vérité tout entière, et hommage à l'autorité dont nous sommes à Vals le représentant, et qui nous impose le devoir de l'éclairer dans l'intérêt public. Nous le disons, nous ne connaissons dans aucun autre lieu de collection de sources minérales si complète qu'à Vals. Aussi est-il inexact de dire *l*'eau de Vals comme l'on dit *l*'eau de Vichy, de Pougues, etc., etc. On doit dire *les* eaux de Vals, parce qu'elles sont variées, dissemblables.

Que résulte-t-il de cet état de choses? C'est que, depuis huit ans que j'observe, je n'ai presque pas vu de dyspeptique qui n'obtienne une certaine amélioration. Le point important consiste à bien poser l'indication et prescrire à propos telle ou telle source.

Est-ce la dyspepsie acide, la dyspepsie flatulente, etc., etc., qui doivent être traitées de préférence par les eaux de Vals? Je n'ai point remarqué une supériorité marquée de ces eaux sur telle ou telle de ces variétés dyspeptiques; je l'ai dit dans un article précédent, quelquefois les sources richement minéralisées *réussissent mieux*, même au début, que les sources *faibles;* mais le plus souvent, ce sont ces dernières que l'estomac tolère le mieux.

Ce qu'on appelle en thèse générale le dyspeptique, est très-accessible à l'influence des eaux de Vals; il retrouve promptement le réveil de l'appétit qu'il cherchait et le pouvoir de le satisfaire agréablement.

Par contre, une affection d'une variété dyspeptique se montre au premier abord plus rebelle. Nous parlons de ces dyspepsies, qu'il y a quarante ans l'on aurait certainement qualifiées de gastrites, et que M. Nonat vient d'appeler dyspepsies par irritation, comme s'il était décidé à tout jamais que la doctrine physiologique reposait sur l'observation d'une maladie qui n'existe pas.

Laissons à ces cas-là leur nom de dyspepsie par irritation, mais n'oublions point que par leurs symptômes ils servent au moins de transition entre ces deux maladies : dyspepsie — gastrite.

Inappétence, langue à timbre rouge, sale au milieu, pression épigastrique douloureuse, douleur rétrogastrique permanente, intolérance pour les aliments, sentiment de chaleur, d'ustion par leur ingestion; agitation générale. Voilà un tableau qui se présente souvent à nous. Comment agissent les eaux de Vals dans ces cas? Elles agissent en exaspérant tous les symptômes. Après quelques verres d'eau saline, le gonflement épigastrique augmente, la langue devient plus rouge, etc., etc.; néanmoins, cette aggravation momentanée est rarement suffisante pour nous faire cesser cette médication. Nous encourageons, au contraire, à persister dans l'usage d'une petite dose d'eau minérale et quotidienne. En général, les bains d'eau douce sont employés; et, après un traitement fort court de huit à dix jours, nous le cessons.

Le malade, peu de jours après, éprouve un bien-être auquel il ne s'attendait pas. A son excitation, à cette exacerbation de sa maladie, ne tarde pas généralement de succéder un état plus satisfaisant, une grande amélioration, sinon une guérison complète.

Les eaux de Vals paraissent agir ici par substitution, comme agit le collyre légèrement irritant sur une conjonctive enflammée déjà. Si vous voulez guérir un œil malade, vous instillez quelques gouttes de collyre irritant; mais si vous instillez indéfiniment, vous n'obtiendrez pas de guérison : il faut, l'irritation factice une fois obtenue, la laisser guérir en cessant ce qui la détermine; c'est ainsi qu'arrive la guérison complète.

L'action des eaux minérales de Vals dans les dyspepsies par irritation sur la muqueuse gastrique, me paraît pouvoir être comparée à l'action du collyre irritant.

(*Gazette des Hôpitaux*, 8 juin 1865.)

On doit remarquer que nous nous abstenons de toute théorie touchant l'état anatomique ou chimique de l'estomac et de ses sucs. Cette dernière question serait pleine de dangers; et, plutôt que de suivre une théorie chimique quand le médecin se trouve en présence des malades, il est bien préférable de leur faire part de sa propre expérience acquise par une observation attentive.

L'ère des neutralisants est surannée. Les alcalins, qui saturaient autrefois les excès d'acidité, provoquent au contraire la dyspepsie acide. Le pyrosis se trouve fort bien de ce qui, en apparence, devrait l'envenimer encore; nous parlons de quelques gouttes d'acide chlorhydrique, préconisé par M. le professeur Trousseau dans ses leçons.

En présence de contradictions apparentes si flagrantes, le devoir du médecin n'est-il pas de laisser au temps le soin d'élucider ces questions intéressantes, et de diriger ses patientes investigations vers le but final que recherchent les clients : *l'application salutaire d'une médication dont il connaît les effets?*

Il nous reste à parler de la dyspepsie intestinale et des services que peuvent retirer des eaux de Vals les malades qui en sont atteints.

La dyspepsie intestinale, le plus souvent liée à la dyspepsie gastrique, n'est que l'extension de la première maladie. Elle peut reconnaître les mêmes causes; elle offre des symptômes analogues, on peut dire même en tout semblables, si l'on veut se rappeler que les différences de fonctions de l'intestin portent nécessairement avec elles des différences symptomatiques.

Dans la dyspepsie intestinale, vous retrouvez, comme dans l'estomac, des gaz qui, au lieu de provoquer des éructations, détermineront des borborygmes, des flatuosités, des ballonnements analogues aux gonflements observés dans la dyspepsie gastrique.

Ces borborygmes, ces flatuosités sont dus aux gaz intestinaux, qui tantôt font irruption avec violence, accompagnant les matières fécales dans un état plus ou moins concret; tantôt coïncidant avec une constipation opiniâtre, restent emprisonnés, et déterminent alors ces tympanites si redoutées des malades, ces ballonnements insupportables qui jettent les patients dans cette tristesse, cet abattement moral caractéristique de ces sortes d'affections.

L'eau de la source *Saint-Jean* prise à table, unie aux bains minéraux et aux douches ascendantes, est souvent le seul traitement que j'indique, et le seul, je crois, qui me réussisse dans les débuts.

Bien des fois nous avons vu, dès les premiers jours, la production des gaz suspendue; leur odeur, si pénétrante, est modifiée comme par enchantement.

Quand les symptômes diarrhétiques dominent, nous recourons encore avec plus de fruit aux douches ascendantes minérales froides. Nous n'avons pas vu peut-être un seul malade qui ne nous ait accusé le grand bien-être occasionné par ce genre de médication. L'action stimulante, par leur température et leur composition chimique, des sources *Désirée*, *Précieuse*, *Rigolette*, *Magdeleine*, etc., etc., restitue promptement la ténacité, qui faisait défaut au gros intestin, traité le plus souvent jusque-là par des lavements émollients, et on peut ajouter énervants.

Les premiers jours passés, quand le mieux se maintient, nous ne craignons plus d'adresser le malade à des sources plus richement minéralisées. De la *Saint-Jean*, nous passons à la *Rigolette*, ou à la *Désirée*, ou à la *Magdeleine*, etc., etc.

Enfin, suivant ici une manière de faire, dont l'expérience nous prouve l'efficacité, il est rare que nous laissions le malade sans lui faire prendre l'eau ferro-arsenicale de la *Dominique* pendant quelques jours.

Cette pratique présente deux avantages : d'abord, de tonifier le malade, qu'une maladie de longue date a nécessairement rendu faible, quelquefois anémique, et auquel un régime, surveillé pendant son séjour à Vals, n'a pas encore permis de faire provision de forces radicales suffisantes. Secondement, nous ajournons autant que possible l'administration de l'eau de la source *Dominique* à la fin du traitement, parce que généralement les buveurs, ici, boivent trop copieusement des eaux qui plaisent au goût, mais dont l'abus, comme en toutes choses, amène la satiété. L'eau tempérante et reconstituante de la *Dominique* est prise volontiers, et les effets sont remarquablement prompts.

Il est inutile d'ajouter que, si la dyspepsie intestinale, avec dominance diarrhéique, se manifeste chez un sujet à chair molle, affaibli, pâle et sans vigueur, nous l'adressons dès notre première entrevue à la source *Dominique*.

Avant de terminer cet article sur la dyspepsie, nous allons prendre dans un passage de notre rapport annuel à l'Académie de médecine, quelques chiffres qui représentent la base de nos observations.

Sur quatre-vingt-neuf observations adressées à ce corps savant en 1862, on compte vingt-huit dyspeptiques, dont dix-sept guéris, sept soulagés, un qui quitta l'établissement sans changement d'état, un dont l'état s'aggrava, deux dont la guérison ou le soulagement n'eut lieu qu'après le départ des eaux.

Dans un rapport précédent, rapport qui fut honoré d'une récompense académique, je notais quatorze cas de gastro-entérite, huit guérisons, trois améliorations, deux sans changement, un aggravé.

Huit guéris sur quatorze serait une proportion bien belle, mais nous devons répéter ici la réflexion qui accompagnait notre rapport : « Les chiffres qui précèdent ne donneraient point une idée juste de l'effet des eaux de Vals sur les inflammations de l'estomac et de l'intestin, si nous ne faisions remarquer qu'à cette classe de maladie il faut reporter ces cas d'alternatives de diarrhée et constipation, de borborygmes même avec douleur qui devraient, peut-être avec plus de justice, être rattachés à la classe des dyspepsies intestinales. Ainsi, dans les cas d'entérite franche aiguë, le traitement consiste surtout dans les bains prolongés d'eau douce et une *faible dose* des *sources faibles*, qu'on fait couper avec du lait ou du bouillon. Ces eaux, administrées ainsi, me paraissent avoir des qualités sédatives que n'auraient pas les sources de Vals, dont la minéralisation égale celle de Vichy.

« J'ai souvent administré avec succès l'eau de la source *Saint-Jean* dans les convalescences de fièvre typhoïde, alors qu'il reste encore un certain degré de sensibilité abdominale, d'acuité dans la maladie. Ici encore, comme dans les dyspepsies par irritation, il existe certains états, avec limbe de la langue rouge, douleur gastrique après l'ingestion des aliments ou à la pression, retentissement douloureux par la marche, qui sont momentanément aggravés par l'usage des eaux, et qui plus tard, dénaturés pour ainsi dire par cet excès d'inflammation, guérissent comme si l'irritation déterminée par les eaux s'était substituée à celle qui existait déjà.

« Il en est de même pour ces cas de gastrite chronique, avec épaississement présumé des membranes, que l'on guérit à force de patience après deux ou trois traitements. Ces cas sont aujourd'hui confondus avec des dégénérescences. »

En résumé, avons-nous tout dit sur la médication employée à Vals contre les dyspepsies ou le traitement des dyspepsies par l'usage des eaux de Vals, employées à distance dans la pratique de la ville? Non, il est une foule de détails que l'on omet, de ressources inspirées par le besoin de la position qui surviennent quand il le faut, et qui nécessiteraient beaucoup trop d'espace pour les exposer dans un article de journal. Mais nous pouvons dire, et c'est ce que nous avons essayé de faire ressortir, que le praticien trouvera dans la variété des sources de Vals des agents de guérison qu'il chercherait vainement ailleurs.

Si nous n'avions qu'une source minérale, qu'une seule espèce de traitement à opposer à cette maladie, quelques mots suffiraient pour en tracer l'exposé complet; mais le lecteur n'a point oublié les trois grands groupes d'eaux dont dispose la station de Vals; ils entraînent naturellement des variétés nombreuses dans leurs applications thérapeutiques. Les deux groupes comprenant les sources bicarbonatées sodiques, présentent dans leur ensemble une gamme médicale qui fait complétement défaut à Vichy. A côté de cette gamme de sources bi-carbonatées, il y a les magnifiques notes que l'on trouve dans l'application de la source ferro-arsenicale sulfureuse de la *Dominique* dans les cas d'anémie, de chlorose, de fièvres, de cachexie, de dyspnée, de débilité, etc., etc. Ces trois groupes, qui se trouvent réunis à Vals, offrent des avantages thérapeutiques si importants, qu'on peut dire qu'à ce point de vue cette station est non-seulement la première de France, mais aussi d'Europe.

(*Gazette des Hôpitaux*, 15 juin 1865.)

MALADIE DE FOIE.

Maladies du foie et eaux bicarbonatés sodiques sont devenues deux termes inséparables dans la médication hydro-minérale et dans la thérapeutique courante.

Il est incontestable que les eaux de Vals agissent sur le foie comme sur ses manifestations morbides avec une promptitude remarquable. Il est surprenant de voir le peu de temps que met à s'éclaircir le teint bilieux des nombreux dispeptiques qui font usage des eaux de Vals, et dont la maladie était sous la dépendance d'un trouble hépatique.

Pour les maladies du foie que j'ai pu observer à Vals, maladies nombreuses relativement à l'ensemble des autres espèces morbides qui s'y rencontrent, j'ai été amené à appliquer la distinction suivante : Y a-t-il fièvre, n'y a-t-il pas fièvre ? Mon premier soin, dès la première entrevue avec le malade, consiste en effet à constater si la maladie est pyrétique ou apyrétique.

Pour trop de médecins, maladie du foie implique invariablement usage des eaux minérales ; eh bien ! je n'ai jamais vu un hépatisant, depuis la plus légère jaunisse jusqu'aux désordres les plus grands du foie, éprouver un bon résultat si la peau était chaude, le pouls vif, accéléré, en un mot s'il y avait fièvre. Non-seulement je n'ai jamais constaté d'amélioration par l'usage des eaux bicarbonatées sodiques, mais j'ai vu chez un certain nombre suivre une aggravation manifestement due à l'usage de ces eaux alcaline, et pourtant, nous disposons à Vals d'eaux beaucoup plus faibles qu'ailleurs, nous pouvons les administrer à doses si petites que leurs effets, ce me semble, devraient être nuls. Il n'en est rien, elles fatiguent encore.

Mais, dans les cas de fièvre, nous soumettions le malade pendant quelques jours à l'usage de la source *Dominique*. Cette eau ferro-arsenicale, l'un des plus puissants reconstituants que nous connaissions, produit des effets sédatifs très-marqués. La sédation provoquée par l'usage de cette eau est pour nous un fait qui nous permet alors d'administrer les eaux bicarbonatées sodiques avec avantage.

D'une manière générale, les eaux bicarbonatées de Vals ne sont jamais contre-indiquées dans les maladies apyrétiques du foie. Nous ne disons pas par là que toutes les maladies apyrétiques soient guéries, mais l'on peut leur appliquer le traitement des eaux de Vals sans craindre de déterminer des effets fâcheux.

A part les calculs hépatiques, quand leur présence est prouvée matériellement, il est fort souvent difficile de déterminer à quel genre précis de lésion hépatique l'on a à faire. L'on voit avec évidence une maladie, quelque chose du côté du foie ; mais distinguer l'affection est souvent impossible.

Entre une obstruction, un empâtement, un engorgement, une hypertrophie légère, des calculs cachés, des tumeurs insensibles, des névralgies, etc., etc., les différences sont bien souvent minimes. Heureusement, ces divers états tombent tous sous l'application du traitement par l'usage des eaux de Vals ; et le médecin voit son malade guérir sous ses yeux sans pouvoir se rendre un compte exact de la maladie dont il guérit. Telle est du moins la position qui m'est faite à Vals, malgré mes efforts incessants pour sortir de cette incertitude.

Le foie, comme les autres organes, est soumis à des névralgies. La symptomatologie des coliques hépatiques, calculeuses et de l'hépatalgie, n'est pas riche en signes pathognomoniques. Il faut cependant accepter ce qu'en disent les auteurs et admettre l'hépatalgie par analogie avec des névralgies des autres organes.

J'ai été consulté très-souvent par des malades sujets à de violentes douleurs dans la région du foie et qui n'avaient jamais eu ni ictère, ni traces de calcul ; il était assez rationnel de ranger ces désordres dans les névralgies du foie. Chez ceux-là, l'action des eaux bicarbonatées de Vals s'est toujours montrée salutaire. Je dois dire en terminant que j'ai toujours eu de bons résultats, de commencer le traitement par les sources faiblement minéralisées la *Saint-Jean*, par exemple, pour ensuite passer aux sources plus richement minéralisés, telles que la *Désirée*, la *Précieuse*, la *Magdeleine*, la *Rigolette*, etc.

(*France médicale*, 29 avril 1865.)

Obstructions; empâtements; engorgements; hypertrophie du foie; hépatite chronique.

On s'entend mieux sur la valeur de ces mots qu'on ne saurait le dire. Du reste, inventés pour les besoins de la théorie que chacun s'est faite sur la nature du mal, nul doute que pour un grand nombre de médecins ces termes n'aient la même signification. Faisons cependant une réserve pour une question de coup d'œil. Il est évident que personne n'appellera obstruction du foie une hypertrophie allant jusqu'à l'os des îles ; mais il y aura obstruction, engorgement nominatif, sinon effectif, dans les débuts, alors que le foie, n'ayant point dépassé les côtes, est en voie de migration partielle.

Que l'altération porte sur une partie ou sur l'autre du foie, les eaux de Vals sont d'une efficacité remarquable dans les maladies de cet organe. J'ai assisté à des guérisons surprenantes, et c'est pour ce cas que l'on regrette de ne pouvoir rendre au lecteur un compte assez exact de ce que l'on a vu, pour lui inspirer la confiance que l'on a soi-même.

« Dans le commencement de la saison de 1863, un malade du département de Vaucluse arrive à Vals; il a 37 ans. Son aspect frappe par la couleur ictérique la plus prononcée. Appétit nul, vomissements fréquents. Les mets les mieux préparés inspirent une répugnance invincible. Le malade est de haute stature et jouissant d'un embonpoint considérable, lorsqu'il y a six mois, sans cause connue, il a perdu 12 kilogrammes de son poids et est tombé dans le dépérissement où nous le voyons aujourd'hui.

« Les selles sont rares, dures; une douleur constante se fait sentir au niveau de l'hypocondre droit. Ballonnement habituel de l'abdomen, faiblesse excessive à la marche..... Les purgatifs répétés, sangsues à l'anus, amers de toutes sortes... n'avaient amené aucun soulagement: le malade continuait à dépérir.

« En peu de jours, quinze jours, les eaux de Vals l'eurent transformé. Il partit, mangeant avec appétit et digérant bien. Les évacuations alvides étaient régularisées; les forces revenues. De l'ictère, pas de traces. Le malade continua quelque temps encore l'usage des eaux chez lui, et j'ai su par un de mes confrères que la guérison s'était maintenue.

Voilà certainement une obstruction, un empâtement, un engorgement du foie qui datait de six mois, et qui ne paraissait pas devoir se terminer spontanément, ni céder aux divers traitements qu'on pouvait lui opposer encore.

Si la réputation des eaux de Vals dans les cas de ce genre n'était point faite, on serait frappé d'*étonnement* à la vue d'effets si rapides ! !

Des cas de ce genre se présentent tous les jours à notre observation. On comprend qu'il faille une aptitude bien grande d'un médicament pour détruire une maladie chronique contre laquelle les remèdes, en apparence les mieux appropriés, ont complétement échoué ?

Comment arrive la guérison, est-ce par une perturbation générale de l'organisme, est-ce au moyen d'une de ces crises dont la nature nous rend parfois les témoins dans la cure radicale de certaines maladies invétérées ? Nullement : l'appétit augmente légèrement d'abord, le sommeil suit, les forces reviennent, les urines, les selles se régularisent, et, après quelques jours, la guérison est faite.

Cette action prompte est-elle la règle ? On peut répondre *affirmativement*, s'il s'agit des cas d'obstruction, d'empâtement hépatiques sans modification ou altération moléculaire bien avancée ; s'il s'agit, pour guérir, de rappeler l'appétit, de solliciter l'estomac, le duodénum qui, à son tour, sans doute, sollicite les canaux cholédoques, et en fin de compte produit un effet qui, de proche en proche, arrive dans la substance même du foie ; s'il s'agit d'opérer dans les humeurs ces changements exigés par un teint bilieux prononcé, inappétence, langue saburrale ou non, mauvaise bouche, sentiment constant de plénitude à l'épigastre, douleur ou gêne vers l'hypocondre droit, constipation plus ou moins forte, tous ces symptômes durant depuis plusieurs mois ou non, mais ne provoquant pas de réaction fébrile intense, à coup sûr le traitement par les eaux de Vals le fait disparaître rapidement.

On ne remarquera pas la même promptitude de guérison dans d'autres états morbides du foie, coïncidant avec des altérations moléculaires ou de textures avancées. Il faut, en général, revenir plusieurs fois à l'usage de l'eau de Vals pour avoir raison de ces cas pathologiques.

Plus le début de l'affection est voisin du moment où l'on emploie l'eau minérale, plus est grande la chance d'activer la guérison. On ne doit pas oublier que nous ne parlons ici que des états apyrétiques.

Il est de ces engorgements, embarras gastro-hépatiques, qui débutent sans fièvre et qui n'en ont pas moins une longue durée, pouvant produire des désordres d'autant plus graves qu'ils sont abandonnés plus longtemps à eux-mêmes. J'ose affirmer que les eaux de Vals les guérissent facilement.

A mon avis, ce n'est pas de savoir depuis quel temps a commencé la maladie que le médecin doit se préoccuper lorsqu'il veut employer les eaux de Vals; il doit diagnostiquer si la maladie présente quelque chose d'aigu, s'il y a fièvre. Dans ce cas, mais dans ce cas seulement, il est à craindre que ces eaux ne réussissent point. Le malaise, l'insomnie, la fièvre enfin, pourraient s'augmenter par l'usage de ces eaux. Il n'en est pas de même dans certaines gastrites, certaines dyspepsies, dans les cystites catarrhales ou non ; une irritation factice produite par l'usage des eaux de Vals amène de très-bons résultats. On ne saurait établir la même identité d'action dans l'exaspération que déterminent les eaux dans les maladies de foie avec fièvre.

Cette contre-indication due à l'état fébrile explique pourquoi de savants auteurs, en s'occupant des mêmes maladies au point de vue de l'action des eaux de Vichy, ont posé cette question : « A quelle distance de son début une maladie du foie doit-elle être traitée à Vichy ? » et l'ont résolue en posant pour terme de dix-huit mois à quatre ans.

Nous pensons être plus dans la vérité en avançant que l'on doit traiter par les eaux de Vals une maladie de foie qui se manifeste sans fièvre, le plus tôt possible; plus on attend, plus on donne au mal le temps de s'accroître.

Quant à la maladie de foie avec symptômes fébriles, soit aigus, soit chroniques, on doit les combattre par les moyens appropriés, et, aussitôt qu'ils sont amendés, on doit recourir à l'eau de Vals.

Dans le cours d'un traitement dirigé contre une hypertrophie ou contre quelque autre affection plus difficile à déterminer, mais sans fièvre, il arrive souvent qu'on voit cette dernière survenir. Alors les malades se plaignent d'insomnie, de céphalalgie; leur pouls est devenu plus fort, plus accéléré, la peau plus chaude, plus aride, la langue ou plus jaunâtre ou plus rouge; dans ces cas, le médecin ne doit point hésiter, il faut suspendre tout traitement et attendre que tout soit rentré dans l'ordre.

Cette manière de faire réussit surtout, est indispensable même, dans les anciennes affections du foie qui ont résisté à bien des traitements, dont la nature est presque toujours douteuse, qui se décèlent surtout par les symptômes généraux effrayants qui les accompagnent et pour la désignation desquels le médecin est trop souvent réduit à écrire ces tristes mots : maladie grave du foie, affections enracinées qui ne cèdent qu'après plusieurs reprises à l'usage des eaux minérales bicarbonatées, qui ne lâchent le terrain que pied, à pied, laissant jusqu'à la fin dans le doute sur leur issue et le médecin et le malade.

C'est dans ces cas de gravité incontestable que l'on constate avec bonheur la puissance d'activité des eaux de Vals. Ces maladies graves fournissent souvent un symptôme essentiel à noter. Je veux parler de l'œdème des extrémités, de l'empâtement hypogastrique, de l'épanchement intra-abdominal. Quand la maladie a déterminé de tels désordres, les bains les augmentent le plus souvent. Les jambes se raidissent de plus en plus et les malades s'effrayent. Il faut y renoncer même dans ces circonstances; l'eau prise à l'intérieur est administrée avec succès.

Presque tous les malades atteints de ces maladies chroniques sont tombés, par le progrès de leur affection, dans un état de décomposition avancée. L'œdème domine, en général; les lèvres, les conjonctives sont décolorées, la peau et les tissus sont mollasses, la nutrition a cessé de se faire normalement *hepate vitiato, sanguificatio vitiatur.*

Dans ce cas l'effet des eaux est complexe; il se traduit, d'une part, en opérant la fonte, la résolution des tumeurs ou des parties empâtées; de l'autre, en surexcitant la vitalité endormie de l'estomac, les eaux permettent au tube digestif de fournir des sucs plus nourriciers. Cette fonte des tumeurs par les eaux de Vals n'est point d'observation moderne. Le célèbre médecin d'Arles, Serrier, n'écrivait-il pas en 1673, dans ses *Observationes medicæ*, à l'article tumeurs des hypochondres : « Numquid enim multoties est observatum hypochondria prædura mollia evasisse aqua impugnata spiritu resolutivo chalybis, aut usu *aquarum mineralium Vallentium* quæ non caliditate et humiditate hos tumores superant, sed vi insiti salis et spiritus qui insitum cum materia crassa in hypochondriis resolvit plane planeque discutit? »

Cet hommage à l'efficacité des eaux de Vals démontre clairement que leur vertu résolutive fut une des premières observées.

La résolution n'est pas toujours le phénomène initial. On voit souvent, au contraire, le malade recouvrer l'appétit, éprouver un commencement d'amélioration marqué dans son état général, due seulement à la meilleure qualité des sucs nourriciers sortis du tube digestif, sans que pour cela la maladie principale, l'altération pathologique, soit en rien modifiée par l'usage des eaux de Vals, du moins en apparence.

Enfin tant sont variés les procédés de la nature que, un, deux traitements d'un mois chacun et à intervalle se passeront sans qu'il en résulte autre chose que ce mince résultat, l'augmentation de l'appétit, lorsque au deuxième, quelquefois au troisième traitement, la maladie, entrant dans une phase nouvelle, éprouve des modifications salutaires et inattendues. Le champ d'action des eaux paraît s'être établi dans le foie lui-même; c'est cet organe qui paraît recevoir tout l'effet du traitement et qui frappe l'observateur.

(*Revue de Thérapeutique médico-chirurgicale*. — 15 avril 1865.

Le foie comme le rein, le vésicule du fiel, les canaux cystiques et cholédoques, comme la vessie, les uretères et le canal de l'uretère peuvent se trouver dépositaires de calculs, de graviers biliaires ou urinaires.

Si le praticien est parfois réduit à soupçonner l'existence de ces corps étrangers, il lui arrive souvent aussi d'avoir sous les yeux la preuve de son diagnostic. Le foie, comme le rein, laissent, en effet, fréquemment échapper au dehors ces produits formés dans leur sein.

Les eaux de Vals ont une action directe principalement sur la maladie dont nous nous occupons.

Erreur de la nutrition, résultat d'un vice constitutionnel, le calcul urinaire, comme le calcul du foie, est toujours atteint par elles.

Elles ont la propriété de provoquer sur place, autour de ces corps étrangers, un travail d'expulsion, travail accompagné souvent de douleurs, et qui parfois s'opère à l'insu du malade.

Elles sont un véritable *criterium* des calculs soit biliaires, soit urinaires. J'ai vu à Vals quelques personnes qui, n'ayant jamais éprouvé de coliques néphrétiques ou hépatiques, mais souffrant néanmoins de malaises gastro-hépatiques, de causes inconnues, être prises au milieu de la cure de douleurs au côté droit, et rendre des calculs par l'anus peu de temps après.

Dire que les eaux de Vals dissolvent les calculs, je ne le pense pas; s'il en était ainsi, en effet, on ne s'expliquerait pas pourquoi des calculs volumineux se feraient jour au dehors, après un travail laborieux qui est loin d'être exempt de souffrances; pourquoi, par exemple, un calcul de 40 ou 50 centigrammes serait expulsé au moment du traitement, après avoir subi, si l'on veut, une dissolution de moitié. Il semblerait plus naturel qu'il eût été expulsé alors qu'en voie de formation, il ne pesait que 1 ou 2 centigrammes, et qu'il avait un volume quarante fois moindre.

Sans chercher une explication impossible, disons que ces eaux changent, modifient la nature des sécrétions; le fait est positif. Il ne répugne pas de comprendre que des produits, formés dans des conditions données, devenus corps étrangers par le fait du changement de ces mêmes conditions, déterminé par les eaux, soient soumis à un travail d'élimination. C'est une loi de l'organisme de se débarrasser de tout ce qui lui est étranger.

Assez de savants, dont le nom fait autorité, ont combattu la théorie de la dissolution; s'il fallait un témoignage ancien, nous pourrions invoquer celui de Serrier Trophime, célèbre médecin d'Arles, qui a publié en 1673 deux ouvrages, résultat d'une longue pratique; il y parle souvent des eaux de Vals. On peut appliquer aux productions biliaires ce qu'il disait des calculs du rein : ayant éprouvé combien ces eaux étaient efficaces dans les calculs urinaires, il écrivait : « Præscribuntur equidem peritis medicis, « præter commemorata præsidia, crebro in hac Provincia (Pro« vence) *aquæ vallenses*, quibus non frangitur equidem calculus, « sed vi sua *abstersiva eluitur a parietibus* renum. »

Le dernier membre de phrase s'explique sur l'action des eaux; le calcul n'est point brisé, dissout par l'eau de Vals, dit-il; mais il est éliminé par la force expulsive, abstersive, force expulsive évidemment réveillée par les eaux.

Les eaux font couler la bile, cela est vrai; elle a pris des propriétés différentes par le passage à travers le foie des éléments minéralisateurs, cela est vrai encore; quelle influence reçoivent les tissus de ce changement de propriétés?

Le travail d'élimination n'a pas toujours lieu dans le calice; souvent même les premières verrées d'eau minérales déterminent vers l'hypochondre une tension, un gonflement fort pénible. Les eaux déterminent sur le foie une excitation à peu près certaine, et accompagnée soit de sensations simplement pénibles, soit de véritables coliques parfois douloureuses.

Par les symptômes de congestion que l'on remarque souvent du côté du foie, on dirait que cet organe devient le siége d'un afflux sanguin, afflux actif, sthénique, nécessaire, pour qu'il se livre aux efforts d'expulsion qui vont survenir, comme l'on voit, dans un autre genre, les tissus devenir turgescents, être pris d'inflammation éliminatrice, quand ils ont à se débarrasser d'un corps arrivé du dehors.

Quoi qu'il en soit, il est à remarquer que pour cette même maladie, mais sur des malades différents, les eaux ne déterminent pas toujours les mêmes effets.

Tantôt l'affection suivra de près l'administration des eaux; tantôt cet effet ne se manifestera que longtemps après le départ du malade; nous voulons dire après l'usage de l'eau, que ce soit aux sources mêmes ou loin des sources.

La période dans laquelle se trouve la maladie modifie évidemment les phénomènes observés. Ainsi, il est bien probable que l'issue des calculs de la grosseur d'une tête d'épingle ne provoquera pas les désordres, et partant les douleurs que provoquera l'expulsion d'un calcul de la grosseur d'un dé à coudre, comme j'en ai vu.

D'un autre côté, la présence de calculs nombreux et volumineux n'implique pas toujours une douleur considérable. Il n'est pas rare de rencontrer, chez des vieillards, des vésicules littéralement farcies de ces sortes de productions, sans que rien dans la santé en fasse pressentir leur présence. Il est à croire que les calculs, logés là depuis fort longtemps, ont acquis droit de domicile et après avoir plusieurs fois sans doute provoqué des coliques, ils finissent par être supportés.

On voit tous les jours des corps étrangers séjourner dans les tissus sans provoquer des désordres graves, tandis que sur d'autres individus, la présence momentanée des corps en apparence les plus inoffensifs, est suivie d'accidents funestes. Ici encore difficile est l'explication du phénomène.

Le calculeux présente, en général, des symptômes variés correspondant aux diverses phases de l'évolution calculeuse.

Dans les débuts, par exemple, on constatera chez lui le tempérament bilieux; ses digestions, son appétit, bons jusque là, iront en se dérangeant de plus en plus; de là des changements nécessaires dans les fonctions intestinales.

A l'état souvent saburral, pâteux de la langue et de la bouche, à une sensation pénible, vague, mais persistante de la région épigastrique et épihépathique, à un certain état de somnolence, de paresse ou d'engourdissement cérébral qui se manifestent de bonne heure, tous symptômes caractéristiques aussi d'une obstruction hépatique, succède bientôt une aggravation manifeste dans l'état local et général, aggravation symptomatique du développement pris par les calculs.

Les symptômes précédents se rapportent, on peut le dire, à la période d'incubation calculeuse, période pendant laquelle les humeurs subissent les modifications qui plus tard donneront naissance aux produits solides.

Le produit une fois formé, la symptomatologie n'est point changée : elle est aggravée. Le teint bilieux pourra devenir complétement ictérique. La douleur vague de l'hypochondre pourra devenir suraiguë. Un simple mouvement du corps, le simple contact d'un corps extérieur seront suivis de souffrances, parfois de vomissements, d'ictère général, parfois enfin de calculs rendus par la bouche, beaucoup plus souvent par l'anus.

Vals possède des sources à tous degrés de minéralisation. C'est dans les cas surtout où l'hypochondre devient tendu, douloureux aux moindres doses des eaux richement minéralisées : telles les sources *Précieuse*, *Rigolette*, *Désirée*, *Magdeleine*, etc., que les eaux plus faiblement minéralisées de la *Saint-Jean*, deviennent utiles. Il est rare, en effet, de trouver un seul malade qui ne les supporte facilement. Cette tolérance de quelques jours permet bientôt de s'adresser à celles qui sont plus fortes et que nous venons de citer. Grâce à cette graduation, à cette gamme dans les eaux de Vals, le traitement le plus sérieux peut se commencer et se poursuivre sans interruption.

Lorsque la paresse intestine domine, que l'abdomen est flasque, mollasse, sans ressort, que les chairs présentent aussi cette flaccidité caractéristique d'un long état de souffrance, nous intercalons quelques verrées de la *Dominique;* en même temps que nous usons des douches ascendantes froides.

L'état général n'est pas toujours conforme à la description précédente. Il n'est pas rare de rencontrer des calculeux qui, tout en portant les attributs du tempérament bilieux, jouissent cependant d'une santé passable et qui ne la voient troublée qu'à de longs intervalles. Chez ceux-là, les eaux richement minéralisées des sources *Précieuse*, *Rigolette*, *Magdeleine*, *Désirée*, etc., provoquent souvent, dès le début, un bien-être inaccoutumé qui se prolonge jusqu'à la fin de la cure; ou bien après le premier ou le second jour, ils voient survenir les accidents aigus auxquels ils sont sujets par intervalles. Dans l'un et l'autre cas, le résultat est favorable. Aussitôt que l'état aigu est passé, le traitement doit être repris.

Cette crise, cet état aigu, survient souvent après le départ des malades. Il est inutile de faire remarquer que ces douleurs sont dues probablement toujours au déplacement des calculs, à l'irritation que leur migration détermine dans les tissus.

Nous pourrions citer un grand nombre d'observations, entre autres celle d'une religieuse de Valence (Drôme) qui, après avoir fait usage des eaux de Vals pendant quelques semaines, pour certains troubles gastro-abdominaux mal déterminés, eut trois mois durant des selles entraînant, sans cesse, des milliers de petits graviers biliaires.

L'expérience prouve qu'à leur action expulsive les eaux de Vals unissent une action altérante, en vertu de laquelle le calcul ne se reforme pas, pourvu que leur usage soit convenablement prolongé, et le calcul ne se reforme pas parce qu'elles ont le pouvoir de combattre l'empâtement abdominal, l'inappétence, la constipation, le mouvement congestif du foie, etc., tous symptômes précurseurs de la formation de ces produits au sein de l'organisme.

On ne peut méconnaître qu'elles aient des vertus différentes, selon les cas. Si elles sont ce qu'elles sont, elles sont aussi ce que les fait la maladie. Il serait difficile à un sujet anémique, émacié par la maladie, de reconnaître sur lui-même l'action fondante ou résolutive des eaux de Vals; mais que cet anémique use modérément des eaux de la *Rigolette* ou de la *Magdeleine*, qu'il prenne des bains d'eau minérale, et bientôt à la vigueur qu'il va voir renaître, aux couleurs rosées des muqueuses, à l'appétit, au contentement qui vont se manifester, il reconnaîtra la propriété reconstituante des eaux de Vals.

Au contraire, le goutteux impotent, l'homme atteint d'une hypertrophie du foie, constateront sur eux-mêmes leurs effets altérants et résolutifs.

En résumé, c'est dans les maladies du système hépatique que les eaux de Vals se montrent surtout puissantes; leur riche minéralisation explique de pareils résultats. Toutefois, n'oublions pas que, pour bien des guérisons, cette richesse même serait un obstacle comme cela se voit chaque année à Vichy, si la nature n'eût fait sourdre à côté des sources les plus riches qui soient connues en France, des eaux comme la *Saint-Jean* dont la faible minéralisation devient précieuse alors que les sources plus fortement minéralisées, provoquant une excitation trop intense, ne sauraient être supportées, et forceraient les malades à abandonner complétement le traitement commencé. C'est surtout dans le traitement des maladies de l'estomac que médecins et malades apprécient cette heureuse faculté qui permet de graduer la modification, de la varier et de provoquer l'effet hygiénique le plus anodin jusqu'à la médication la plus active.

Abeille médicale. — 1er mai 1865.

La pathologie des maladies de reins, comme celle du foie, est encore couverte de beaucoup d'obscurité. Le diagnostic présente pour cela des incertitudes nécessaires. Nous nous rejetterons donc sur celles de ces maladies qui se déterminent par un ensemble de symptômes constants.

Les auteurs qui parlent de l'action des eaux bicarbonatées sodiques sur l'appareil urinaire, ne traitent que de la gravelle et du catarrhe vésical ou cyscite.

Il est un état cependant, état pathologique assez grave, qui ne peut entrer dans un cadre aussi restreint et qui est largement tributaire des eaux de Vals.

Les malades atteints de cette affection éprouvent une douleur vague dans la région des reins : c'est un poids incommode; les pressions, les percussions, y déterminent un retentissement douloureux. Les besoins d'uriner sont parfois fréquents, parfois réguliers et normaux. Ils accusent parfois encore une certaine sensation douloureuse le long des uretères.

Les signes fournis par les urines sont plus importants. Celles-ci arrivent souvent glaireuses, rouges, filantes. J'ai vu un cas dans lequel tous les symptômes décelaient une maladie des reins et où les urines étaient presque exclusivement glaireuses, filantes. L'état du canal, les signes fournis par l'examen de la vessie, ne permettaient pas de soupçonner une maladie de ces organes.

C'est dans ces néphrites ou uretérites légères qu'une certaine excitation tempérée est salutaire. Les eaux de Vals, l'eau de la *Saint-Jean*, notamment, remplissent très-bien le but qu'on se propose. Quelques verres chaque jour modifient promptement la sécrétion, et l'on ne tarde pas à constater une amélioration notable. J'ai vu souvent des cas de ce genre. L'usage de la *Saint-Jean*, malgré une minéralisation qui, en bicarbonate de soude, n'atteint pas un gramme et demi par litre, provoque encore une certaine excitation, avant-coureur salutaire de la guérison. Il n'est même pas rare d'avoir à suspendre le traitement, quelque bénin qu'il soit, pour donner à cette acuité artificielle le temps de se calmer. Après plusieurs alternatives de ce genre, le malade retrouve une guérison solide.

Que se passe-t-il anatomiquement sur les reins affectés? y a-t-il des changements moléculaires appréciables? y avait-il une hypertrophie commençante? ces états sont-ils le premier degré d'une période plus grave? je viens de constater un fait que j'ai observé un grand nombre de fois dans ma clientèle de Vals.

Il est remarquable que les premières observations recueillies sur l'action des eaux de Vals portent sur les maladies des organes génito-urinaires.

La citation que nous avons citée ailleurs de Serrier Trophime d'Arles, résume exactement l'action des eaux sur la gravelle. Les eaux de Vals ne dissolvent pas, ne brisent pas le calcul, mais il est expulsé par leur propre force abstersive.

Le sable, les graviers, en effet, qu'ils soient aux reins ou dans la vessie, disparaissent comme par enchantement après quelques verrées d'eau de Vals. J'ai vu un très-grand nombre de malades qui, arrivés à Vals avec des urines charriant beaucoup de sable rouge, les avaient, le lendemain, pures de tout dépôt.

Ce que Serrier ne dit point malgré son importance, c'est qu'une fois sorti, le gravier ne se reforme pas, pourvu que l'on fasse usage des eaux un temps suffisamment prolongé. Aujourd'hui, je connais plusieurs graveleux qui ne se livraient pas une fois à de la fatigue, à un écart de régime, sans souffrir des reins et sans voir du sable dans leurs urines, et qui sont affranchis de cette incommodité en faisant usage à domicile des eaux de Vals, par intervalles plus ou moins éloignés.

Il serait oiseux de s'appesantir sur cette question; chacun sait que les coliques néphrétiques, comme coliques hépatiques, sont du domaine spécial des eaux bicarbonatées sodiques.

Il peut arriver que l'on ait affaire à un calcul tellement gros qu'il ne puisse traverser les conduits pour arriver au dehors; dans ces cas-là même, les eaux de Vals sont efficaces.

Il arrive, en effet, d'une part, que le calcul ne s'accroît plus à cause des modifications survenues dans l économie; il ne se trouve plus dans le même milieu; les humeurs ont changé de caractère, elles sont devenues normales. D'autre part, les tissus eux-mêmes sont influencés d'une autre manière; ils ne réagissent pas si violemment contre la présence de ces corps solides. J'ai pu constater quelquefois, et d'une manière palpable, cette tolérance qui survenait à la suite du traitement par l'usage des eaux de Vals.

M. Herpin, de Metz, fait jouer dans ces cas un grand rôle à l'acide carbonique des eaux, qui, dégagé dans l'économie, y joue le rôle de sédatif par excellence.

A ce point de vue, les eaux de Vals auraient un avantage marqué sur celles de Vichy. Les premières contiennent près de deux fois plus d'acide carbonique que celles des rives de l'Allier. Les sources les plus riches en gaz acide carbonique à Vals, sont : la *Précieuse*, la *Rigolette*, la *Magdeleine* et la *Désirée*. Ces sources contiennent deux fois leur volume d'acide carbonique; ainsi, outre le goût agréable, piquant, la faculté digestible qui les distinguent, suivant M. Herpin, de Metz, le gaz acide carbonique aurait encore un effet thérapeutique très-remarquable dans les affections du calcul.

Quelque grande que soit l'efficacité des eaux de Vals, les malades ne doivent point oublier que cette diathèse calculeuse est tenace, qu'elle est liée fréquemment à leur nature intime, que le germe de leur maladie a été le plus souvent puisé aux sources de leur vie; conditions qui font souvent de cette affection un ennemi plus difficile à tenir qu'à détruire.

Aussi est-ce un conseil devenu banal que de recommander aux malades l'usage prolongé, suspendu, repris, des eaux de Vals : c'est le secret d'obtenir toujours des améliorations et souvent des guérisons complètes.

Les sources faibles de Vals sont d'un grand service aux calculeux; quand le malade a bu pendant vingt ou trente jours des eaux des sources *Désirée*, *Précieuse*, ou d'autres aussi minéralisées, il éprouve le besoin de changer cette boisson. Son traitement doit subir un temps d'arrêt; mais bientôt il doit le reprendre. C'est alors que les eaux de la *Saint-Jean*, à table, doivent être employées. Par leurs propriétés légèrement stimulantes qui ne fatiguent nullement les organes digestifs, elles suffisent pour prolonger, aussi longtemps qu'on le veut, un traitement indispensable.

Sous leur influence, les urines reprennent leurs qualités normales; l'économie subit, sans qu'on s'en doute, les modifications qui restituent aux solides et aux liquides la rectitude qu'ils n'auraient jamais dû perdre. Dans tout ce qui précède, nous avons supposé le cas de calcul ou de sable le plus commun, il est vrai, mais aussi le plus simple. Il arrive que les choses ne se passent pas toujours ainsi, et que l'excessive susceptibilité que nous avons notée pour les calculs hépatiques, se montre avec non moins d'intensité dans les calculs du rein et de la vessie.

Dans ces conditions, les eaux de la *Saint-Jean* rendent surtout de grands services; leur passage à travers les organes urinaires est accompagné d'une excitation moindre que pour une eau plus fortement minéralisée. L'estomac la tolère mieux aussi. Elle prépare les organes à recevoir une médication plus active. Nous ne saurions trop appeler l'attention de nos confrères sur cette heureuse graduation dans la minéralisation des eaux de Vals; graduation qui en permet l'application à tous les âges et qui est exempte de tout accident.

Nous allons aborder une autre application des eaux de Vals toujours dans le même ordre d'idées.

Est-il nécessaire que la diathèse calculeuse soit bien la diathèse urique; en un mot, qu'il y ait dans les organes urinaires ou dans le sang des acides à neutraliser pour que les eaux de Vals soient indiquées? Je ne le pense pas. La rareté des calculs d'oxalate de chaux, et même de phosphate ammoniaco-magnésien, ne permet point de se faire une opinion sur un grand nombre d'observations; mais j'ai vu quelques cas de gravelle blanche entraînée par les urines sous l'influence des eaux de Vals, qui suffisent pour justifier cette assertion.

L'action dissolvante des eaux est devenu plus que problématique, leur action expulsive est incontestable. C'est en agissant sur les tissus, sur la crase du sang, plutôt que sur la pierre, qu'elles sont actives. Il faut donc bien reconnaître que leur efficacité ne doit pas être exclusivement recherchée dans leurs rapports chimiques avec la composition de la pierre. Comment expliquerait-on l'action incontestable d'autres eaux minérales de composition différente?

Les iatro-chimistes peuvent craindre que, sous l'influence d'eaux aussi chargées en soude, la gavelle branche ne s'augmente par dépôts successifs; mais l'expérience journalière fait bonne justice de ces craintes. Ainsi, la petite ville de Vals compte plus de trois cents personnes, parmi ses 4,000 habitants, qui font un usage habituel de l'eau minérale à leur repas; or, je n'en ai pas vu une seule qui fût atteinte de gravelle. Je me trompe, en douze ans de pratique dans le pays, j'ai vu une pauvre femme atteinte d'un énorme calcul ammoniaco-magnésien, gros comme une orange de volume moyen. Mes confrères d'Aubenas et moi, nous taillâmes cette malheureuse à l'hôpital; elle guérit et vit encore. Or, cette femme n'avait pas bu dix litres d'eau minérale en sa vie. Je le répète, sur quatre mille habitants qu'il y a à Vals, trois cents, au moins, boivent, à l'ordinaire et en tout temps, les eaux minérales des diverses sources.

Il y a, dans l'action des eaux de Vals sur l'économie, une action vitale qui n'obéit pas aux lois de la chimie, telles que nous les connaissons. L'alcalin que j'ingère modifie les divers systèmes à sa manière.

Si la diathèse dominante chez moi fait que des matières azotées s'accumulent, pour ne plus les quitter, autour de mes articulations, à chaque attaque de goutte, tandis que celles de mon voisin deviennent nettes bientôt après une jetée non moins considérable de mêmes matières; si, après avoir uriné fort longtemps de la gravelle, je la vois disparaître tout à coup, et que peu de temps après mes articulations se prennent, il faut bien reconnaître que je ne suis pas complétement fait comme l'autre goutteux, mon voisin, ni comme tous les goutteux de la terre, car tous n'ont pas du tophus, et tous n'éprouvent pas cette persistance des dépôts tophacés, ni ce déplacement dans la formation de ces divers produits, qui se montrent tantôt aux articulations, tantôt dans les urines.

En quoi est-ce que je diffère de mon voisin? Je le sais, du moins, quant aux manifestations qui tombent sous les sens; mais d'où vient cette différence, qui me le dira?... Nous vivons dans les mêmes conditions; l'âge, le régime, tout est semblable. Les manifestations seules de notre maladie sont dissemblables.

Puisque notre économie présente des différences dans sa manière d'être modifiée par ce que nous avons appelé diathèse, puisque, en présentant un fond commun, notre maladie ne se comporte pas identiquement, n'est-il pas naturel de penser que le remède, expérimentalement efficace dans cette maladie, aura une action d'abord commune sur nos deux maladies de même espèce, et, en second lieu, une action qui variera selon certaines lois inconnues, mais inhérentes à la constitution intime de chacun de nous?

Sans recourir à une explication qui ne saurait satisfaire, comment se fait-il que je fasse de la gravelle blanche, alors que mon voisin fait de la gravelle rouge? Nous fabriquons tous les deux de la pierre; voilà le vice commun; pourquoi l'eau minérale, comme faisant mieux digérer, mieux transpirer, mieux dormir, etc., ne m'empêcherait-elle pas de faire cette pierre rouge ou blanche qui est évidemment le résultat d'une erreur, soit de la nutrition, soit de la sécrétion, ou de toute autre fonction que les eaux influencent?

L'action des eaux est universelle, elle se fait sentir à tous les systèmes (1). Savons-nous les modifications apportées par l'eau de Vals dans la composition du chyle, dans la manière d'être des vaisseaux absorbants, des divers organes de sécrétions? Nous disons qu'elle provoque une excitation générale, nous nous entendons sur la valeur de cette expression; nous savons lui donner les sens divers qu'elle ne dit pas. Oui, l'eau de Vals excite mon estomac, elle excite mon foie, mes reins, mon cœur; la circulation, la sécrétion, se font plus rapidement dans ces organes; elle les ramène à leur jeu normal, s'ils en ont besoin; mais ce mot excitation, ne l'employez pas pour mon cerveau, car cet excitant des organes susnommés va provoquer, au contraire, une sédation marquée, un sommeil réparateur. L'eau de Vals aura excité mes reines, mon foie, et mon cerveau aura été calme.

Voilà donc, en apparence du moins, des effets qui se contredisent : exciter l'un pendant que l'autre est calmé. Pourquoi ne pas guérir de sa pierre, qu'elle soit blanche ou rouge? Ne guérit-on pas, n'améliore-t-on pas, avec la même source de Vals, et l'homme obèse qui, mangeant très-peu, met en réserve des masses énormes de tissu adipeux, et l'homme maigre qui, mangeant autant, davantage même, ne peut conserver que sa peau et ses os?

(1) Ne serait-il pas possible que les appareils cérébro-spinal et ganglionnaire fussent influencés autant que le sont certains viscères? Un jour, peut-être, on trouvera que le cerveau tient la goutte sous sa dépendance, comme on a trouvé qu'en lésant un certain point du cerveau ou de la moelle, on fait fabriquer du sucre. L'appareil nerveux ne manifeste pas la façon dont il est influencé aussi clairement que le font d'autres appareils; mais nos sens ne sont-ils pas l'unique cause de notre ignorance à cet égard?

Enfin, s'il fallait recourir à un argument tiré d'un autre ordre d'idées, la chimie, nous l'avons dit, d'après M. Herpin, de Metz, nous enseigne que les calculs de phosphate de chaux et de phosphate ammoniaco-magnésien, insolubles dans les alcalis, sont attaquables par l'acide carbonique. Or, le gaz est en assez grande abondance dans nos eaux bicarbonatées pour lui reconnaître une réelle importance, ainsi que l'a constaté M. Durant-Fardel. Vals possède les sources les plus riches en bicarbonate de soude qui soient connues en France; elles ne le sont pas moins en acide carbonique.

(*Revue therapeutique médico-chirurgicale.* — 15 mai 1865.)

Si le goutteux présente des aberrations de sécrétion et d'excrétion, résultat d'une nutrition vicieuse, si les surfaces articulaires, si les urines, les sueurs ne fournissent la preuve, le diabétique, lui, offre une séméiologie non moins variée.

Maladie indéterminée encore, malgré les remarquables intelligences qui l'ont étudiée, le diabète offre une symptomatologie tellement disparate que l'on est fondé à chercher encore où est le siége réel de cette maladie : sucre dans les urines, foie hyperhémié, fétidité de l'haleine, aridité de la bouche, tous symptômes sans corrélation directe entre eux.

Fonctions glycogéniques du foie, excrétion par le rein, production du sucre par lésion traumatique des centres nerveux ; dans certains, embarras de l'hématose; dans certains, troubles du côté de la circulation, par injections irritantes de la veine-porte, par l'éthérisation.... théories opposées arrivant toutes à donner un traitement fructueux, etc., etc., la pathogénie, comme la seméiologie du diabète, ne présente qu'incertitude.

Cependant, on ne saurait dire du diabète ce que l'on peut dire de la goutte : *tollere nodosam nescit medicina podagram.*

Au contraire, la médecine intervient avantageusement dans le traitement du diabète; et les eaux de Vals sont un très-important moyen de soulagement à ajouter aux autres moyens connus.

Le nombre des diabétiques qu'il nous est donné d'observer à Vals est assez considérable; nous avons chaque année la satisfaction de voir revenir la plupart de ces malades sinon guéris, du moins satisfaits de l'amélioration de l'année précédente.

Cette amélioration consiste en un développement de l'appétit auquel les malades n'étaient pas habitues. La soif diminue promptement, partant la bouche est moins sèche, les forces générales meilleures, la peau plus souple; le sucre devient moins abondant, en un mot, l'on voit s'amender assez vite chacun des symptômes qui caractérisent cette maladie.

Habituellement, je laisse les malades suivre un régime mixte. C'est une latitude qu'ils prennent avec bonheur lorsque chez eux ils se sont condamnés à suivre strictement le traitement ordinaire, c'est-à-dire, lorsqu'ils se sont privés depuis longtemps de tout aliment sucré ou féculent.

L'usage des eaux de Vals annihile dans une certaine mesure l'influence glycogénique de matières sucrées que le malade ingère. Sans doute, les urines continuent à dissoudre du sucre, mais qu'importe? Les priver de leur sucre par la privation complète de tout aliment sucré, ce n'est point guérir le malade.

Sous l'influence du traitement par les eaux de Vals, au contraire, le malade, malgré son régime mixte, voit peu à peu le sucre diminuer de quantité. Ainsi, je n'ai pas vu celui-ci disparaître complétement, mais je le vois diminuer chaque année sur plusieurs de nos malheureux habitués. Cette diminution coïncide toujours avec le retour d'une grande amélioration.

Telle est la marche générale du traitement fait à Vals sur les diabétiques. Nous disons *générale*, parce que ces résultats varient avec le degré de la maladie. Combien de diabétiques sans le savoir qui assistent aux commencements de la ruine de leur santé! combien d'autres avec des complications redoutables et dans un état de délabrement tel qu'on ne leur prescrit qu'à doses excessivement réservées les eaux qu'un autre boit à longs traits!

Aux eaux bicarbonatées sodiques de Vals j'ajoute l'eau ferro-arsenicale sulfurique de la source *Dominique*, pour peu que l'état du malade soit cachexique. Si, par exemple, le diabétique boit dix ou douze verres d'eau minérale par jour, je lui en fais prendre quatre ou cinq de la source *Dominique*.

L'expérience m'a constamment prouvé que cette addition était très-efficace dans cette maladie.

En résumé, le traitement du diabète par les eaux de Vals est salutaire, de nombreux faits viennent chaque année le démontrer, et comme si le hasard avait voulu se mettre de la partie, forcer les observateurs à reconnaître un fait qui devait établir cette vérité sans conteste. Voici en peu de mots l'histoire d'un diabétique qui s'est traité longtemps à la façon dont M. Jourdain faisait de la prose :

Il y a dans les environs de Vals un individu qui, depuis 25 ou 27 ans, avait une passion insatiable pour les eaux minérales; on le voyait, l'été comme l'hiver, venir se désaltérer aux sources alcalines, d'une soif inextinguible. Il urinait en conséquence. Homme de mœurs assez simples, il pratiquait, dit-on, avec un certain plaisir, l'habitude de boire au cabaret, un peu plus que de raison, avec des personnes de son choix; évidemment il avait trouvé que tout cela ne lui faisait point mal.

Cependant cette santé, quoique s'altérant par degrés insensibles, ne s'en altérait pas moins. Des accidents thoraciques s'étaient plusieurs fois manifestés, la vue avait considérablement baissé.

Il y a sept ans environ, notre antique diabétique (il a aujourd'hui 66 ans) va consulter, et l'on diagnostique cette maladie qu'il traite *ex cathedra* depuis si longtemps.

Depuis, notre homme a ajouté à l'usage des eaux alcalines le pain de gluten et la privation de tout aliment sucré.

Le mal suit son cours comme autrefois, le diabète est toujours là, mais les eaux de Vals, qu'on s'est bien gardé de suspendre, font durer cette existence. Notre glycogène continue à parcourir les lieux voisins de l'établissement, se plaignant à tout venant du mauvais état de sa santé, de sa vue principalement, mais il continue à vivre, à marcher, à entretenir avec ses semblables un commerce agréable.

Ce diabétique serait-il arrivé à un âge aussi avancé — et il peut vivre quelques années encore — sans l'usage des eaux de Vals?

(*France médicale*, — 6 mai 1865.)

11 506. — IMPRIMERIE GÉNÉRALE. — LAHURE
Rue de Fleurus, 9, à Paris

www.ingramcontent.com/pod-product-compliance
Lightning Source LLC
LaVergne TN
LVHW021526140926
848035LV00047B/1223
* 9 7 8 2 0 1 9 6 5 2 0 7 4 *